W0269870

Springer

*Berlin
Heidelberg
New York
Barcelona
Hongkong
London
Mailand
Paris
Singapur
Tokio*

Eckhard Nagel · Michael Niechzial

Bewertung chirurgischer Therapien

Angemessen · Notwendig · Zweckmäßig

Mit 9 Abbildungen
und 42 Tabellen

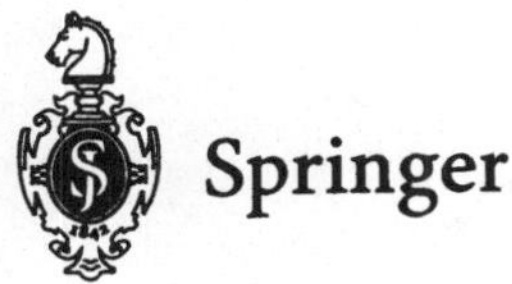 Springer

Privatdozent
Dr. med. Dr. phil. Eckhard Nagel

Dr. med. Michael Niechzial

Klinik für Abdominal-
und Transplantationschirurgie
der Medizinischen Hochschule
Hannover
Carl-Neuberg-Str. 1
D-30625 Hannover

ISBN-13: 978-3-540-65972-3

Die Deutsche Bibliothek — CIP-Einheitsaufnahme
Nagel, Eckhard:
Bewertung chirurgischer Therapien : angemessen – notwendig –
zweckmäßig / E. Nagel ; M. Niechzial. – Berlin ; Heidelberg ; New York ;
Barcelona ; Hongkong ; London ; Mailand ; Paris ; Singapur ;
Tokio : Springer, 1999
    ISBN-13: 978-3-540-65972-3   e-ISBN-13:978-3-642-60206-1
    DOI: 10.1007/978-3-642-60206-1

Die Wiedergabe von Gebrauchsnamen, Handelsnamen, Warenbezeichnungen usw. in diesem Werk be-
rechtigt auch ohne besondere Kennzeichnung nicht zu der Annahme, daß solche Namen im Sinne der
Warenzeichen- und Markenschutz-Gesetzgebung als frei zu betrachten wären und daher von jeder-
mann benutzt werden dürften.
Produktionshaftung: Für Angaben über Dosierungsanweisungen und Applikationsformen kann vom
Verlag keine Gewähr übernommen werden. Derartige Angaben müssen vom jeweiligen Anwender im
Einzelfall anhand anderer Literaturquellen auf ihre Richtigkeit überprüft werden.

Umschlaggestaltung: de'blik, Berlin
Satz: Reproduktionsfertige Vorlage vom Autor

SPIN 10708147   24/3135 – 5 4 3 2 1 0 – Gedruckt auf säurefreiem Papier

In hoher Achtung vor seiner Persönlichkeit,
im Staunen über seine Phantasie und Weitsicht,
in tiefem Respekt vor seiner Menschlichkeit,
in Zuneigung zu der ihn auszeichnenden Herzenswärme
unserem Lehrer
Professor Dr. med. Rudolf Pichlmayr
gewidmet

Vorwort

"Wahrung des Bestandes, Wandel und Fortschritt in der Chirurgie" - Möglichkeiten und Grenzen unter veränderten ökonomischen Bedingungen. Dieses Thema war von Rudolf Pichlmayr als Präsident der Deutschen Gesellschaft für Chirurgie in den Jahren 1995/96 ausgewählt worden, um die zentralen Fragen der klinischen Medizin in der schier endlosen Debatte zu Veränderungen im Gesundheitswesen zu überschreiben.

Gerade von ärztlicher Seite wurde die Befürchtung geäußert, daß der fundamentale Wandel, den die Gesundheitsstrukturgesetzgebung mit dem wesentlichen Ziel der Ausgabenbegrenzung im Bereich der Krankenhausfinanzierung und -strukturierung eingeleitet hatte, die Qualität der medizinischen Versorgung gefährden könne. Dies muß in jedem Fall verhindert werden, um das hohe Niveau der medizinischen Betreuung in Deutschland aufrechterhalten zu können. Konkret wurde und wird die Frage gestellt, was unbedingt notwendig ist, was unter Umständen verzichtbar, was wandelbar ist und wie Fortschritt trotzdem ermöglicht werden kann.

Ging es in den damaligen Arbeitsgruppen und Diskussionsforen um Fragen wie Bettenreduktion im Krankenhausbereich und die Sorge um Krankenhausschließungen, Fragen des ambulanten Operierens und der Aufgabenteilung zwischen der stationären und ambulanten Versorgung, so dürfen diese eher abstrakt wirkenden Einzelthemen nicht davon ablenken, um wen und um welches Interesse es bei der Diskussion um die Weiterentwicklung und Veränderung im Gesundheitswesen geht: Den kranken Mensch und seine Bedürfnisse.

Weitgehend unabhängig von weltanschaulichen und philosophischen Grundannahmen gilt die Gesundheit als ein Primärgut, das für jeden einzelnen von uns einen hohen Stellenwert besitzt. Nicht nur Arthur Schopenhauer hat in der Gesundheit bereits die Voraussetzung zum menschlichen Glück gesehen. Aufgrund dieser Besonderheit kommt der Frage nach einer angemessenen, notwendigen und zweckmäßigen Behandlung jedes einzelnen im Zusammenhang mit einer Erkrankung ein besonderer, auch gesellschaftspolitischer Stellenwert zu.

Eine gute Gesundheitsfürsorge für alle, Versorgungssicherheit, faire Zugangsmöglichkeiten und der Versuch des Ausgleichs von gegebenen individuellen Unterschieden sind auf der einen Seite Grundgerüst für eine gerechte Gesellschaftsstruktur, auf der anderen Seite spiegeln sie das Bedürfnis wider, jedem Individuum in einer existentiell bedrohlichen Situation zur Seite zu stehen. Künschner formulierte entsprechend: "Die Gemeinschaftsgebundenheit des Individuums zeigt sich in der Abhängigkeit von dem, was die Gesellschaft ihm an Behandlungsmöglichkeiten bereitstellt; die Gebundenheit der Gemeinschaft an die Personalität des Individuums zeigt sich daran, daß sie ihm als Individuum in existentieller Not nicht vorhält, in welchem Ausmaß es an den Leistungen der Gemeinschaft partizipiert".

Ungeachtet dieser wesentlichen Feststellung besteht aber zur Zeit auch eine weitgehende Einigkeit darüber, daß die vermeintlich überproportionale Steigerung der Gesamtausgaben für Gesundheit - die im internationalen Vergleich doch nicht so herausfallend ist - im Verhältnis zu anderen Lebens- und Arbeitsbereichen aus volkswirtschaftlichen Gründen begrenzt werden sollte. Es ist also davon auszugehen, daß in absehbarer Zeit keine beliebige Option mehr vorhanden sein wird, die es ermöglicht, jedem Patienten eine unbegrenzte medizinische Versorgung anzubieten. Das hat zur Konsequenz, daß zuerst aus ärztlich-medizinischer Sicht darüber nachgedacht werden muß, wie die gegebenen Mittel möglichst nutzbringend eingesetzt werden können. Nur so kann ein Leistungsanbebot vorgehalten werden, welches das medizinisch Angemessene, Notwendige und Zweckmäßige beinhaltet.

Die Unterscheidung zwischen maximaler und notwendiger Versorgung impliziert, daß bisher eine gewisse Beliebigkeit in der Versorgung der einzelnen Patienten vorgelegen habe. Diese Annahme ist nicht ganz von der Hand zu weisen, wenn Beliebigkeit dahingehend verstanden wird, daß Ärzte sehr unterschiedlicher Auffassung bezüglich des jeweils initiierten diagnostischen oder therapeutischen Verfahrens sein können. Die *Medizin als angewandte Natur- und Geisteswissenschaft* lebt in ihrer Konsolidierung und Entwicklung von solchen unterschiedlichen Auffassungen. Dennoch erscheint es heute möglich, die wissenschaftliche Qualität einzelner Erkenntnisse mit größerer Sicherheit zu beurteilen und daraus Handlungsempfehlungen für die ärztliche Versorgung zu entwickeln.

Das vorliegende Buch entwirft ein Schema des wissenschaftlichen Vorgehens, mit dem die Entwicklung von Behandlungsstandards, Leitlinien und Empfehlungen zu medizinischen Therapie erarbeitet werden können, um sich im Rahmen einer bestimmten Profession zu orientieren. Ausgangspunkt ist dabei die Frage nach der Indikation, die das entscheidende Fundament für jedwede Therapiebewertung darstellt. Des Weiteren setzt eine in unserem Verständnis umfassende Evaluation eines medizinischen Verfahrens voraus, daß über den Bedarf für eine solche Behandlung innerhalb einer definierten Population Klarheit besteht.

Auf dem Boden dieses Grundwissens ist es dann möglich, mit Hilfe der Messung der klinischen Effektivität - zu der heute unwiderbringlich auch die Lebensqualität als Ergebnisfaktor gehört - in eine Nutzenbewertung einzusteigen, die selbstverständlich auch die Frage nach den Kosten mit einbezieht. Gerade auch dieser quantitative Aspekt muß in eine richtige Relation zu den anderen Sachverhalten gestellt werden, die im Kontext mit der Bewertung medizinischer Therapie relevant sind. Um Mißverständnisse auszuschließen, sei an dieser Stelle noch einmal ausdrücklich betont, daß dabei das *Primat des Geldes* für die Medizin keinen ethisch vertretbaren Stellenwert hat.

Es ist das Anliegen der Autoren, in verständlicher Form Fragen zu Indikation und Bedarf, zur Analyse der Behandlungseffekte und zur quantitativen Nutzenbewertung zu beantworten. Über die Darstellung einer Studie zur Nieren- und Lebertransplantation werden die einzelnen wissenschaftlichen Instrumente eingeführt und die heute gängigen Verfahren zur wissenschaftlichen Bewertung medizinischer Diagnostik und Therapie erläutert. So soll dem Leser vermittelt werden, mit welcher Vorgehensweise es möglich ist, in der Debatte um Angemessenheit, Notwendigkeit und Zweckmäßigkeit medizinischer Therapieverfahren einen klaren Standpunkt zu beziehen. Eine so erzielte Einschätzung von Leistungen entspricht den aktuellen Anforderungen an eine auf Evidenz basierte Medizin und ermöglicht es, Anschluß an die in den angelsächsischen und skandinavischen Ländern weit fortgeschrittenen Diskussionen zur Priorisierung im Gesundheitswesen zu gewinnen.

Es soll nicht versäumt werden, noch einmal zu erwähnen, daß sich die Autoren den Grundstrukturen unseres Gesundheitswesens als etwas Schützenswertes verbunden fühlen. Praktizierte und praktikable Solidarität darf nicht dem Gespenst einer angeblich unkontrollierbaren Kostenexplosion geopfert werden. Die Umbruchphase, in der sich die Gesundheitspolitik im Sinne eines Kontinuums in den letzten Jahren befindet, muß zu einem Ende kommen. Voraussetzung dafür ist, daß alle medizinischen Bereiche mit größtmöglicher Transparenz Entscheidungsstrukturen und Ressourcenverbrauch deklarieren. Dabei gilt es, den Bestand eines hochqualifizierten Gesundheitswesens - wie es in Deutschland vorliegt - zu garantieren und gleichzeitig dem Wandel und Fortschritt offen zu begegnen.

An dieser Stelle sei all jenen gedankt, die uns bei der vorliegenden Arbeit geholfen haben. Dieser Dank ist mit der Hoffnung verbunden, daß mit dem vorliegenden Buch eine Arbeitsgrundlage geschaffen wurde, die es ermöglicht, die schwierigen Fragen der sinnvollen Bewertung von Diagnostik und Therapie so umzusetzen, daß insbesondere bei Patientinnen und Patienten das Gefühl zurückbleibt, daß sie in ihren Bedürfnissen geachtet werden und in ihrer Würde unverletzbar sind.

Hannover, im Januar 1999

Eckhard Nagel
Michael Niechzial

Inhalt

Gegenstand und Ziele der Untersuchungen

Problemstellung

Die Konzeption eines solidargemeinschaftlichen Prinzips im deutschen Gesundheitswesen war von der Hoffnung getragen, daß die Errungenschaften der modernen Medizin allen Kranken in gleicher Weise und in ausreichendem Maße zur Verfügung gestellt werden könnten.

Diese Hoffnung erscheint heute – angesichts begrenzter Ressourcen - trügerisch. Begrenzte Ressourcen bedeuten die Notwendigkeit zur Verteilung. Stichworte wie Rationalisierung und Rationierung kennzeichnen die Diskussion. Diese traf die im Gesundheitswesen Tätigen wie auch die ihnen Anvertrauten weitgehend unvorbereitet.

Der medizintechnische Fortschritt einerseits und der demographische Strukturwandel der Bevölkerungen in den Industrienationen andererseits haben dazu geführt, daß die Bedürfnisse einer scheinbar an rein medizinischen Kriterien orientierten Gesundheitsversorgung in Konkurrenz zu anderen gesellschaftlichen Interessen und Wünschen treten.

Zusätzliche Belastungen des Solidarsystems der Krankenversicherungen, und damit der Finanzierungsgrundlagen des Gesundheitswesens durch die Veränderung wirtschaftlicher Rahmenbedingungen mit der Folge erheblicher finanzieller Einbußen auf der Einnahmenseite durch hohe Arbeitslosigkeit und abnehmende Lohnquote, verschärfen diese Situation.

Neben politischen Reformen bedarf es vor allem einer Sensibilisierung der Ärzteschaft, die für die Funktionsfähigkeit eines qualitativ hochwertigen Gesundheitswesens eine ebenso große Verantwortung trägt wie für die Behandlung einzelner Patienten.

Rationalen Entscheidungen über die Mittelverwendung im Gesundheitswesen müssen medizinische, ethische und ökonomische Überlegungen zugrundeliegen. Sie stehen keineswegs in einem prinzipiellen Widerspruch zu dem Ziel einer auch individuell optimalen Behandlung: Der Wirksamkeitsnachweis einer Therapie und die Berücksichtigung des Grundsatzes der Wirtschaftlichkeit bei Ihrer Durchführung begründen rationale Allokationsentscheidungen.

Eine systematische Beobachtung und auch Infragestellung des medizinischen Handelns im Hinblick auf die erreichten Ergebnisse durch die Handelnden selbst kann hier wichtige Argumentationsgrundlagen liefern und gegebenenfalls Handlungsbedarf anzeigen.

Im Rahmen der Formulierung einer "Evidence-Based Medicine" wurden hierzu Verfahrensvorschläge auch für den Bereich der klinischen Versorgung beschrieben. Allerdings sind Daten über Effektivität und Effizienz des Einsatzes und der Anwendung medizinischer Behandlungsverfahren trotz der Entwicklungen und des Fortschritts der medizinischen Wissenschaften zu einem großen Teil noch nicht verfügbar. Dies hat mehrere Gründe:

- Therapieverfahren werden gewissermaßen historisch entwickelt, sie entsprechen einer fachspezifischen Tradition.
- Viele Studien beschreiben Therapieverfahren unter besonderen Bedingungen (im günstigsten Fall denen eines kontrollierten klinischen Versuchs, eines "randomized clinical trial"), die aber nur selten mit den Umständen übereinstimmen, die in der breiten klinischen Anwendung im Alltag wirksam werden. Entsprechend können sich die Werte für Effektivität und Effizienz einer Maßnahme zum Positiven wie auch zum Negativen verändern, wenn diese die Universität oder das klinische Labor verläßt.
- Gesundheit ist ein Zustand des Befindens, der wesentlich auch durch Parameter bestimmt wird, die nicht dem direkten Einfluß einer medizinischen Behandlung unterliegen. Lebens- und Krankheitsgeschichte, familiäre und soziale Umwelt, die Persönlichkeit des Patienten, seine Religiosität – all dies bestimmt den erlebten Grad von Krankheit und das Verhalten des Einzelnen.

Vor dem Hintergrund der aktuellen Diskussion um eine rationale Verwendung begrenzter Ressourcen im Gesundheitswesen erscheint es daher besonders wichtig, daß dem klinisch tätigen Arzt Instrumente zur Verfügung stehen, die eine Bewertung der Wirksamkeit und des Nutzens einer Maßnahme erlauben.

Insbesondere bei der zunehmend fachübergreifenden Entwicklung von Therapiekonzepten, z.B. für die onkologische Behandlung, beim Einsatz neuer Techniken oder bei der Integration von Erkenntnissen der Grundlagenwissenschaften, erscheint ein solches Instrument heute dringend erforderlich. Am Beispiel der Evaluation der Nieren- und Lebertransplantationen wird hier ein Modellverfahren vorgestellt, das sich auch auf andere Bereiche der medizinischen Versorgung übertragbar läßt.

Ausgangshypothesen

1. Nieren- und Lebertransplantationen sind unter Berücksichtigung der aktuellen klinischen Entwicklung und der Ergebnisse bisheriger Untersuchungen zu Wirt-

schaftlichkeit und Lebensqualität medizinisch erfolgreiche und ökonomisch effiziente Verfahren.

2. Eine mehrdimensionale, d.h. eine medizinische ebenso wie soziale und ökonomische Aspekte umfassende Analyse kann die Rationalität, d.h. die Angemessenheit und die Zweckmäßigkeit aber auch die Wirtschaftlichkeit des Behandlungsverfahrens belegen.

3. Grundlegende Informationen über Versorgungsqualität, Effektivität und Wirtschaftlichkeit bei Diagnose, Indikation und Therapie sind die Voraussetzung für eine umfassende Analyse und Bewertung der Transplantationsmedizin unter Berücksichtigung klinischer, psychosozialer und ökonomischer Erfolgsparameter.

4. Bei einer Behandlung wie der Organtransplantation kommt der Bewertung der Lebensqualität als Ausdruck physischer, sozialer und emotionaler Gesundheit aus der Perspektive des Patienten eine besondere Rolle zu.

5. Am Beispiel der Analyse und der Bewertung von Nieren- und Lebertransplantationen kann ein Verfahren für die klinischen Forschung entwickelt werden, das auch bei der dringend notwendigen Evaluation anderer Behandlungstrategien anwendbar ist.

6. Aus einer umfassenden Bewertung der Transplantationsmedizin können rationale Argumentationsgrundlagen für die im Gesundheitswesen aktuelle Debatte um eine medizinisch, ebenso wie sozial und ökonomisch begründete Allokation begrenzter Ressourcen abgeleitet werden.

Konzept

Das den vorliegenden Untersuchungen am Beispiel von Nieren- und Lebertransplantationen zugrundeliegende Konzept bezieht sich auf den Behandlungserfolg: es handelt sich um eine "outcome", d.h. ergebnisorientierte Bewertung einer Behandlungsstrategie.

Ob neben hohen Überlebens- und geringen Komplikationsraten auch Verbesserungen des Befindens und der Lebensqualität des Patienten erreicht werden können, ist eine wichtige Frage im Hinblick auf eine Bewertung des Behandlungserfolges. Dabei ist zu berücksichtigen, daß es sich nicht um eindeutig abgrenzbare und instrumentell meßbare Phänomene, sondern um Konstrukte handelt, die als Hierarchie von Dimensionen, Subdimensionen und Komponenten beschrieben werden können (s.u.).

Weiterhin wird untersucht, welcher betriebs- und volkswirtschaftliche Aufwand notwendig ist um ein Behandlungsprogramm bei einer bestimmten Erkrankungsgruppe, deren epidemiologische Situation zudem nicht eindeutig beschrieben ist, aufrecht zu erhalten und gegebenenfalls auch weiterzuentwickeln, und welcher Nutzen damit verbunden sein kann.

Zielsetzung

Vor diesem Hintergrund wurden von Oktober 1992 bis Juni 1997 interdisziplinäre Studien zur Leistungserfassung sowie zur medizinischen, sozialen und ökonomischen Analyse und Bewertung abdominaler Transplantationen durchgeführt. Sie hatten zum Ziel, den klinischen Stellenwert ebenso wie ökonomische Bedingungen und Auswirkungen der Transplantationsmedizin in der Bundesrepublik Deutschland am Beispiel der Nieren- und Lebertransplantation zu untersuchen. Die übergeordnete Fragestellung ließ sich in drei Themenfelder gliedern, denen jeweils eigenständige, aber integrierte Studienteile zugeordnet wurden:

1. Indikation und Bedarf

Grundlegende epidemiologische Daten zur dialysepflichtigen Nierensuffizienz waren in standardisierter Form verfügbar. Für den Bereich terminaler Lebererkrankungen mußten eigene Erhebungen durchgeführt werden.

Hier erfolgte zunächst eine Erfassung der Verfahrensweisen bei der Indikation (Fallprofile, Kontraindikationen), wie sie in der Literatur niedergelegt sind und wie sie sich in der Realität in Hannover und anderen Transplantationszentren darstellten. Vor allem die Übergänge von der Anmeldung eines Patienten am Transplantationszentrum über die Aufnahme auf die Warteliste bis hin zur eigentlichen Transplantation waren ebenso wie Unterschiede im Indikationsspektrum verschiedener Zentren Gegenstand der Betrachtung.

Möglichkeiten der Prävention terminaler Nieren- und Lebererkrankungen (z.B. Analgetikanephropathie, alkoholtoxische Leberzirrhose und Zirrhose nach chronischer Hepatitis B) sowie sich entwickelnde Behandlungsverfahren insbesondere bei genetisch bedingten Erkrankungen (Primär biliäre Zirrhose und Primär sklerosierende Cholangitis) wurden in die Analyse einbezogen.

Die Ergebnisse mündeten in eine Bedarfsschätzung für Transplantationsprogramme in der Bundesrepublik Deutschland. Hier war auch eine Einbeziehung der fünf neuen Bundesländer erforderlich, in deren Gebiet noch überhaupt keine detaillierten Kenngrößen zum Versorgungsbedarf im Bereich der Transplantationsmedizin vorliegen.

2. Analyse und Bewertung der Behandlungseffekte

Im Rahmen einer Beobachtungs-Kohortenstudie wurden die Behandlungseffekte bei Patienten mit terminalen Nieren- und Lebererkrankungen dokumentiert. Dabei interessierten mögliche Wechselwirkungen klinischer (Grunderkrankung, Komorbidität) und soziodemographischer Variablen (Alter, Geschlecht, sozialer Status) mit dem Behandlungserfolg, wie er sich anhand verschiedener Indikatoren darstellt. Die Lebensqualität der Patienten als Bewertungsfaktor, operationalisiert mit

Hilfe adaptierter und modifizierter Meßinstrumente, wurde besonders berücksichtigt. Aus den Ergebnissen ließ sich ein Konzept zum Vergleich von Behandlungsalternativen (z.B. Nierentransplantation vs. Dialyse) entwickeln.

3. Quantifizierte Nutzenbewertung

Die ökonomische Analyse der Behandlungsverfahren schloß sich der medizinischen Bewertung an: Nach einer Beschreibung der direkten und indirekten Kosten einer Transplantation wurde eine Kosten-Nutzen-Analyse durchgeführt. Darüber hinaus erfolgte eine Einschätzung auch der Nutzenkomponenten, die nicht in monetären Größen zu messen sind. In einem weiteren Schritt wurden Kosten-Wirksamkeits-Überlegungen anhand ausgewählter Indikationsgruppen angestellt, und eine Nutzwertanalyse unter Berücksichtigung der Qualität der durch die medizinischen Maßnahmen gewonnenen Lebensjahre durchgeführt.

Wissenschaftliche Grundlagen

Indikations- und Bedarfsanalyse

Definitionen

Die Diskussion des Bedarfs an therapeutischen Leistungen erfolgt im Rahmen einiger medizinischer und gesundheitspolitischer Grundpositionen, wie sie von Raspe[1] analysiert und beschrieben wurden:

- Der Begriff *Bedarf* bezieht sich auf komplexe medizinische Leistungen. Im weiteren Sinne umfaßt er auch die einzusetzenden Mittel, die die Leistung tragende sachliche und personelle Infrastruktur und die hier gebundenen und damit anderweitig nicht zur Verfügung stehenden finanziellen Ressourcen.
- Aus ärztlich-klinischer Sicht lassen sich bedarfsdeckende Leistungen als therapeutische Antworten auf oft sehr heterogene und komplexe individuelle Notlagen bei körperlichen oder seelischen Schäden auffassen.
- Will man den Bedarf an einer medizinischen Leistung ermitteln, dann muß man unterstellen, daß sich diese jeweils einzigartigen und unwiederholbaren individuellen Notlagen zuordnen lassen. Nur die Reduktion auf gemeinsame und empirisch bestimmbare Merkmale aber macht die Indikation objektivierbar, abgrenzbar gegen ähnliche, aber anders zu behandelnde Situationen, zählbar und schließlich vorhersagbar.
- Objektivierbarer *Bedarf* in diesem Sinne wird von gruppenbezogenen oder individuellen *Bedürfnissen* ebenso unterschieden wie von der *Nachfrage* oder dem *Angebot* krankheitsbezogener Dienstleistungen und der tatsächlichen *Inanspruchnahme*. Dabei sollte die Häufigkeit der den Bedarf bestimmenden Notlage keine Rolle spielen.
- Es ist nicht zu verkennen, daß eine solche Bedarfsfeststellung auch parteilich im Sinne der betroffenen Kranken ist und sich nicht um die Probleme des *Grenznutzens* oder der *Opportunitätskosten* der jeweils in Rede stehenden Leistung kümmert.

- In einer Bedarfsdiskussion entsteht nahezu unvermeidlich der Eindruck einer Parteinahme auch für die ärztliche Disziplin und ihre Verfahren, die gerne als Fachegoismus ausgelegt wird. Wer aber sollte sonst für medizinischen Bedarf eintreten, wenn nicht die damit zuallererst beschäftigten Ärzte.

- Die Formulierung und Abwägung von konkurrierendem Bedarf können nur in einem getrennten Schritt und von anderer Seite erfolgen. So darf sich eine Bedarfsanalyse zunächst freihalten von Kosten-Nutzen-Überlegungen.

- Bedarfsanalysen richten sich in der Bundesrepublik Deutschland vorzugsweise an soziale, staatliche, aber auch öffentlich-rechtliche Institutionen wie Gesundheits- und Sozialministerien, kassenärztliche Vereinigungen oder Krankenkassen, Rentenversicherungen und Verbände. In der Regel sind diese durch einen rechtlich normierten Sicherstellungs- oder Gewährleistungsauftrag gebunden.

- Selbstverständlich müssen die auf solche Notlagen bezogenen Leistungen ihrerseits abgrenzbar, objektivierbar, standardisiert und quantifizierbar sein. Sie müssen erwiesenermaßen mehr nützen als schaden. Schließlich müssen sie sozial akzeptiert oder jedenfalls akzeptabel sein.

- Bedarfsanalysen setzen eine befriedigende Prozeßqualität der angeforderten Leistungen voraus, die besonders gesichert werden muß.

- Wichtig ist die Unterscheidung von "efficacy", also der Effektivität, die man kontrollierten klinischen Studien darstellen kann, und der "community effectiveness", also der Effektivität unter den Bedingungen der alltäglichen Praxis, die sehr unterschiedlich sein können.

- Nicht selten leiden Bedarfsanalysen daran, daß sie eine konstante Inzidenz der in Rede stehenden Krankheitsfälle unterstellen. Dadurch werden säkulare Inzidenztrends und v.a. ihre aktiv präventierbare Fraktion unterschätzt. Welchen Einfluß eine einfache und risikoarme Maßnahme für die Inzidenz etwa der Leberzirrhose haben kann, macht das Beispiel der Hepatitis-Impfungen deutlich.

- Der qualitative Kern jeder Bedarfsanalyse liegt in der spezifischen Verknüpfung typischer Gesundheitsprobleme mit bestimmten medizinischen Leistungen. Aus solchen Verknüpfungen entstehen ärztliche Indikationsregeln, sie standardisieren und legitimieren ärztliches Handeln. Von einer solchen Indikationsregel unterschieden werden muß die fallbezogene Indikationsstellung.

- Indikationsregeln geben bevölkerungsbezogenen Bedarfsanalysen ihren normativen Gehalt und ihr normatives Gewicht. Ein Bedarf an medizinischen Leistungen für bestimmte Populationen läßt sich in dieser Sicht aus der erwarteten Inzidenz bzw. Prävalenz von Krankheitsfällen hochrechnen, die unter die genannte Regel (und ihre möglichen Spezifikationen) fallen. Neben dieser ärztlichen Determinante des medizinischen Bedarfs lassen sich weitere benennen, z.B. gesetzliche Vorschriften, politische, finanzielle und kulturelle Rahmenbedingungen, die sicher keinen geringen Einfluß haben.

Bedarfsanalysen bei Organtransplantationen

Für den Bereich der Transplantationsmedizin gab es aus verschiedenen Gründen bislang keine solcherart grundlegende, epidemiologisch orientierte Bedarfsanalyse. Dabei sind zumindest Schätzungen für die Nierentransplantation relativ einfach durchzuführen. Hier kann man auf eine recht umfassende Dokumentation von Behandlungsdaten zurückgreifen:

Daten zur Nierentransplantation. Aus einer Befragung von 858 in der Bundesrepublik erfaßten Dialysezentren Ende 1996 ergab sich bei einem Rücklauf von 94,3% eine Zahl von 42.952 in Behandlung befindlicher Patienten[2] - dies entspricht einer Prävalenz von 524 pro 1 Million Einwohner. Die Inzidenz (Anzahl der Neuaufnahmen) der Dialysebehandlung lag 1996 bei 12.406 Patienten, entsprechend einer bevölkerungsbezogenen Inzidenz von 156 pro 1 Million Einwohner (1993 lag die Prävalenz bei 470, die Inzidenz bei 120 / 1 Million Einwohner).

Die Inzidenzsteigerung zeigt, daß die Entwicklungen in der Nierenersatztherapie einer großen Dynamik unterliegen. Gründe für steigende Zahlen von Dialysebehandlungen liegen z.T. darin, daß sich das Behandlungsschema der Hämodialyse in den letzten Jahren in einigen wesentlichen Details verbessert hat.

Aus diesem Fortschritt, verbunden mit einer gestiegenen Überlebenschance der behandelten Patienten, folgte der Ausbau entsprechender Behandlungseinrichtungen und eine Ausweitung der Indikationsstellung womit sich auch die Patientenstruktur deutlich verändert hat. So liegt das Durchschnittsalter der Dialysepatienten heute nicht mehr bei 50 sondern bei über 60 Jahren[3,4]. Unter der Annahme, daß nach Ausschluß bestimmter Kontraindikationen z.Zt. etwa die Hälfte aller Patienten mit terminaler Niereninsuffizienz für eine Organtransplantation in Frage käme[5], läßt sich ein Bedarf von ca. 4.000-5.000 Nierentransplantationen pro Jahr für die BRD ermitteln.

Daten zur Lebertransplantation. Für terminale Lebererkrankungen existieren keine solchen Datenbanken. Ausgehend von der Voraussetzung, daß grundsätzlich jede lebensbedrohliche Lebererkrankung vor dem 60. Lebensjahr eine Transplantationsindikation sein kann, wurde 1992 folgende Schätzung veröffentlicht[6]:

Nach Angaben des statistischen Jahrbuchs aus dem Jahre 1989 verstarben auf dem Gebiet der ehemaligen DDR und der alten Bundesrepublik zusammen genommen 17.738 Menschen an "chronischen Lebererkrankungen und Zirrhosen" (11.371 Männer und 6.367 Frauen). Dies entsprach einer Sterbeziffer von etwa 21 pro 100.000 Einwohner. Überblickt man die Jahre seit 1979, ergab sich ein leicht rückläufiger Trend - damals lag die Ziffer in der alten Bundesrepublik bei 27,5 pro 100.000. Aufgeschlüsselt nach dem Alter traten die Todesfälle bei chronischen Lebererkrankungen und Zirrhosen zu etwa 40% erst jenseits des 65. Lebensjahres ein, sodaß also 10.564 Menschen (7.479 Männer und 3.085 Frauen) unter 65 Jahren 1989 an diesen Erkrankungen verstarben.

Für die bösartigen Neubildungen der "Leber, Gallenblase und Gallenwege", verzeichnete die Todesursachenstatistik 1989 für Gesamtdeutschland 9.729 Todesfälle (3.754 Männer und 5.937 Frauen), entsprechend einer Sterbeziffer von 12,4/100.000 Einwohner - hier war, so wird hervorgehoben, in den letzten Jahren kein Trend zu einem Anstieg oder einer Abnahme der Zahlen erkennbar. Die Altersverteilung der Verstorbenen zeigte, daß hier 77% der Todesfälle in der Gruppe der über 65-jährigen auftraten; nur 2.248 Patienten unter 65 Jahren (1.176 Männer und 1.072 Frauen) verstarben an einem Leber- oder Gallenwegskarzinom.

Zusammengerechnet würde sich nach Einschätzung von Manns und Böker für die Bevölkerung unter 65 Jahren in Deutschland auf der Basis der Zahlen von 1989 ein maximaler Bedarf von jährlich etwa 12.000 Lebertransplantationen errechnen. Die Häufigkeit von Kontraindikationen läßt sich nach ihren Erfahrungen schwerer abschätzen, sie dürfte bei etwa 50% liegen. *Demnach müßte mit einer Bedarfszahl von ca. 6.000 Lebertransplantationen im Jahr in Deutschland gerechnet werden.*

Analyse und Bewertung der Behandlungseffekte

Die Geschichte der Bewertung von Effizienz und Effektivität medizinischer Behandlung begann in den 40er Jahren mit ersten klinischen Studien unter der Fragestellung, ob eine erwartete Wirkung erzielt und nachgewiesen werden kann. Entscheidungen über den klinischen Einsatz, sei es eines Medikamentes oder einer chirurgischen Behandlung, beruhten daraufhin in der Regel ausschließlich auf der Analyse der medizinischen Effektivität, also der Darstellung erwünschter und unerwünschter Wirkungen im Vergleich zu Behandlungsalternativen.

Klinische Effektivität

Die klinische Effektivität der hier untersuchten Verfahren (Nieren- und Lebertransplantationen) kann als nachgewiesen und gesichert gelten. Infolge technischer Verbesserungen der Operations- und Organkonservierungsverfahren ebenso wie der immunsuppressiven Therapie entsprachen die Ergebnisse anderer, standardisiert eingesetzten Behandlungsmethoden:

- Bei der Nierentransplantation liegt die Operationsletalität unter 1%, die Langzeit-Überlebensrate entspricht der bei chronischer Dialysebehandlung und die Erfolgsquoten bezüglich der Transplantatfunktion liegen bei über 90% nach einem Jahr, bei 80% nach zwei und bei 70% nach 5 Jahren[7,8].
- Die bei Lebertransplantationen im Vergleich hohe Sterblichkeit innerhalb des ersten Jahres nach Transplantation ist hauptsächlich durch frühe postoperative Komplikationen (Abstoßung, Infektionen und Gefäßkomplikationen) bedingt[9]. Dennoch hat die Konsensus-Konferenz der National Institutes of Health unter

Berücksichtigung der i.d.R. infausten Prognose des Grundleidens die Lebertransplantation bereits 1983 als reguläres Therapieverfahren anerkannt[10].

Lebensqualität als Bewertungsfaktor

"... what every physician wants for everyone of his patients - old or young - is not just the absence of death but life with a vibrant quality that we associate with a vigorous youth. This is nothing less than a humanistic biology that is concerned, not with material mechanisms alone, but with the wholeness of human life, with the spiritual quality of life that is unique to man. Just what constitutes this quality of life for a particular patient and the therapeutic pathway to it often is extremly difficult to judge and must lie within the consciousness of the physician."[11]

Die Berücksichtigung der Lebensqualität als Bewertungsfaktor reflektiert den Versuch, die Einstellungen des Patienten zu seiner Erkrankung und der ihm angebotenen Behandlung in die medizinische Evaluationsforschung einzubeziehen[12]. Nach einer durchaus kontrovers diskutierten Entwicklung[13] kann dies heute als notwendige Anforderung an eine umfassende Bewertung eines Behandlungsverfahrens angesehen werden.

Dabei ist die Lebensqualität nicht direkt beobachtbar, sondern nur als Konstrukt verschiedener Dimensionen faßbar und durch meßbare Komponenten operationalisierbar. In der Literatur häufig wiederkehrende und für eine Beschreibung von Lebensqualität als hinreichend erachtet[14] werden folgende Dimensionen:

- Physische Verfassung und Fähigkeiten
- Soziale Rolle und Beziehungen
- Psychisches Befinden
- Funktionsfähigkeit im Alltag

Zur Erfassung der zugehörigen Komponenten existieren verschiedene standardisierte und psychometrisch geprüfte Meßinstrumente, die inzwischen in verschiedenen Bereichen eingesetzt wurden[15].

Untersuchungen zur Lebensqualität nach Nierentransplantation. Die erste bedeutende Arbeit zur Lebensqualität bei Patienten mit terminaler Niereninsuffizienz beruht auf einer US-amerikanischen Erhebung[16]: Anhand des Sickness Impact Profile (SIP) wurden 859 niereninsuffiziente Patienten aus elf Zentren im Hinblick auf vier Behandlungsarten (Transplantation, Heim-, Zentrums- und kontinuierliche Peritonealdialyse) verglichen. Unter Berücksichtigung möglicher Störgrößen (Alter, Geschlecht) ergaben sich für die transplantierten Patienten hinsichtlich der Funktionsfähigkeit im Beruf, der Freizeit, häuslichen Aktivitäten und Entspannung signifikant bessere Ergebnisse. Auch psychosoziale Indikatoren des SIP wiesen auf eine Überlegenheit der Transplantation hin[17].

In einer größeren deutschen Studie zeigten sich bei 761 Transplantationspatienten hinsichtlich Befindlichkeit, aktueller Lebenszufriedenheit und familiärer Situation sowie in der Rehabilitationsrate (31% vollzeitberufstätig) wesentlich günstigere Ergebnisse als bei 290 Zentrumsdialysepatienten[18]. Simmons und Mitarbeiter[19] konnten diese Ergebnisse bei einer Untersuchung an 766 Patienten bestätigen. Als günstige Einflußfaktoren auf das Lebensqualitätsergebnis wurden von den Untersuchern ein hoher Bildungsstand und niedriges Alter beschrieben. Als ungünstige Einflußfaktoren galten:

- Art der Immunsuppression[20] und Nebenwirkungen anderer Medikamente[21],
- diabetische Grunderkrankung[22] und Blutdruckprobleme,
- präoperative Angst vor Komplikationen, Nervosität und Zukunftsängste[23].

Arbeiten zu Streßbelastung, Krankheitsverarbeitung und Lebensqualität von Patienten, Spendern und Familienangehörigen zeigten die Notwendigkeit einer verbesserten psychosozialen Betreuung der Patienten auf[24,25].

Untersuchungen zur Lebensqualität nach Lebertransplantation. Die bislang veröffentlichten Arbeiten zur Lebensqualität nach Lebertransplantation wiesen auf positive Effekte der Tansplantation, insbesondere bei elektiver Indikationsstellung hin[26;27]. In einer Hamburger Studie wurden 29 Patienten untersucht, bei denen eine Verbesserung der allgemeinen Lebensqualität nach gelungener Transplantation festgestellt werden konnte[28].

In einer vergleichbaren Arbeit aus Berlin schätzten 60% der 45 Patienten ihre Lebensqualität selbst als sehr hoch, 31% als mittelmäßig und 9% als schlecht ein[29]. Psychologische Qualitäten zur Bewältigung des Alltags (Selbstsicherheit, Selbstverwirklichung, Zufriedenheit und Glück) korrellierten am besten mit dem Index der globalen Lebensqualität, während keine substantiellen Zusammenhänge zwischen Lebensqualität und physischen Beschwerden nachgewiesen werden konnten. Ähnliches ergab eine holländische Studie[30]. Hier stand einer deutlichen Einschränkung in allen Lebensbereichen vor der Transplantation eine Verbesserung der Werte ein Jahr nach der Behandlung gegenüber.

In Cambridge wurden in einer Querschnittstudie 81 erwachsene Patienten untersucht[31]. Die Ergebnisse zeigten ein insgesamt relativ hohes, den Erwartungswerten einer Normalbevölkerung nahezu entsprechendes Lebensqualitätsniveau.

Als eine wesentliche, durch die Transplantation beeinflußbare Dimension der Lebensqualität erschienen immer wieder körperlich bedingte Funktionseinschränkungen. Psychologische Anpassungsprozesse bei Lebertransplantationspatienten wurden in einer Arbeit von Küchler et al.[32] dargestellt und führten zu Vorschlägen, die psychosoziale Betreuung der Patienten zielgerichtet und wirksam zu verbessern.

Festgestellt werden muß aber, daß, obwohl sich aus vielen Studien ein positiver Effekt der Transplantation auf die Lebensqualität der behandelten Patienten vermuten ließ, ihre Aussagekraft oft darunter litt, daß nicht ausreichend standardisierte und international vergleichbare Verfahren zur Lebensqualitätserfassung eingesetzt wurden.

Quantitative Nutzenbewertung

Das Ziel ökonomischer Analysen im Gesundheitswesen ist, den *Grenzwertnutzen* zu erhöhen, d.h. die vorhandenen Mittel so einzusetzen, daß auch die letzte ausgegebene Mark *der* Verwendung zugeführt wird, die den größten gesamtwirtschaftlichen Nutzen stiftet.

Auch im täglichen Leben sind individuelle Entscheidungen, wenn auch häufig unbewußt, von solchen Kosten-Nutzen-Abwägungen geprägt. Im öffentlichen, wie im privaten Leben stehen dabei gesundheitliche Ziele in Konkurrenz zu anderen Zielen. Die ökonomische Bewertung von Gesundheitsleistungen, primär im angelsächsischen Sprachraum entstanden, orientierte sich im Verlauf ihrer Entwicklung an folgenden Fragestellungen:

Does the treatment pay-off? Erstmals in den 50er Jahren wurden alternative Behandlungsmethoden in vergleichenden Bewertungen untersucht und dabei der Kostenfaktor eingeführt. Bei vorausgesetzter gleichwertiger medizinischer Effektivität konnten nunmehr die wirtschaftlichen Vorteile einer Methode im Vergleich zu einer anderen herausgearbeitet werden.

Which is the most effective treatment using given ressources? Der nächste Entwicklungsschritt war gekennzeichnet durch die zunehmende gesellschaftliche Bedeutung der Bewertung der Verfahren eines Gesundheitswesens, das auch an seine materiellen Grenzen zu stoßen drohte.

How does treatment affect length and quality of life? Der ständig wachsende Anteil älterer Menschen an der Bevölkerung, die dadurch bedingte relative und absolute Zunahme chronischer Erkrankungen, bei denen der Begriff "Heilung" im Sinne einer "restitutio ad integrum" seine Anwendbarkeit als Erfolgskriterium eingebüßt hat, ebenso wie die damit verbundene Kostenentwicklung im Gesundheitswesen, haben eine Bereitschaft der Fachwelt und auch der Öffentlichkeit für die Berücksichtigung weitergehender Kriterien in der Bewertung einer Therapie herbeigeführt.

So spricht vieles dafür, Kosten und Nutzen in einer Wirtschaftlichkeitsanalyse gegeneinander abzuwägen. Zu diesem Zweck wurden in der Gesundheitsökonomie verschiedene Analyseformen entwickelt, die jeweils unterschiedliche Kosten- und Nutzenkomponenten bzw. differierende Ergebnisparameter in die Berechnungen einbeziehen.[33]

Grundformen der Wirtschaftlichkeitsanalyse

Grundsätzlich kann zwischen vier verschiedenen Formen der Wirtschaftlichkeitsuntersuchungen im Gesundheitswesen unterschieden werden, die alle im Bereich
der Transplantationschirurgie Anwendung finden können[34]:

1. Die Kosten-Kosten-Analyse (cost-analysis). Sie beruht auf dem Vergleich
direkter (und gegebenenfalls auch indirekter) Kosten medizinisch gleichwertiger
Therapieverfahren. Unter den indirekten Kosten werden die durch die Krankheit
bzw. ihre Behandlung verursachten volkswirtschaftlichen Opportunitätskosten für
die Betroffenen und ihre Angehörigen subsummiert.

Die Höhe solcher Kosten kann z.B. durch die sogenannte *Humankapitalmethode* berechnet werden, wobei die Ausfälle von Löhnen und Gehältern als Produktivitätsverlust für die gesamte Volkswirtschaft ausgewiesen werden. Nicht meßbar
sind dagegen die sogenannten psycho-sozialen oder *intangiblen Kosten*, wie körperliche Einschränkungen, Schmerzen oder psychische Probleme, die sich für den
Patienten und dessen Angehörige ergeben.

Kostenanalysen stellen insbesondere bei komplexen Therapien besondere Anforderungen an die Kosten- und Leistungsrechnung. Bislang wurde in Kostenanalysen lediglich der monetäre Einsatz für die Transplantation, nicht aber das Ergebnis (wiederhergestellte oder verbesserte Gesundheit des Patienten) erfaßt. Auch
sind altenative Behandlungsformen entweder nicht vorhanden (terminales Leberversagen) oder so unterschiedlich (Dialyse vs. Nierentransplantation), daß eine
reine Gegenüberstellung der Kosten wenig sinnvoll erscheint. Trotzdem sind Kostenanalysen als Grundlage weiterer Berechnungen unverzichtbar und außerdem
für die betriebswirtschaftliche Führung des Krankenhauses ebenso wie für die
Weiterentwicklung pauschalierter Entgeltsysteme notwendig.

2. Die Kosten-Nutzen-Analyse (cost-benefit analysis). Neben den direkten und
indirekten Kosten werden hier auch der direkte und der indirekte Nutzen der Behandlung erfaßt. Der direkte Nutzen ergibt sich dabei aus eingesparten Kosten,
d.h. durch die Behandlung vermiedene Ausgaben (z.B. für die Dialyse nach einer
Nierentransplantation), der indirekte Nutzen durch die Minderung von Krank-
heitstagen oder die Verlängerung der Lebensarbeitszeit.

3. Die Kosten-Wirksamkeits-Analyse (cost-effectiveness analysis). Auf dieser
Ebene wird versucht, den finanziellen Aufwand einem nicht monetär meßbaren
Erfolg gegenüberzustellen. Dargestellt wird das Ergebnis bei diagnostischen Maßnahmen z.B. durch "früh diagnostizierte und damit präventiv behandelbare Fälle",
bei therapeutischen Maßnahmen z.B. durch "gewonnene Lebensjahre". Damit gelingt es, z.B. einen Preis für jedes gewonnene Lebensjahr zu berechnen. Die Grenzen der Kosten-Wirksamkeitsanalyse liegt darin, daß (gewonnene) Lebensjahre
nicht unbedingt vergleichbar sind.

4. Die Kosten-Nutzwert-Analyse (cost-utility analysis). In einem weiteren Schritt wird daher ein Maß der Qualität der gewonnenen Lebensjahre in die Berechnungen eingeführt. Die subjektive Bewertung eines Lebensjahres durch den Patienten hängt davon ab, ob er nach einer Behandlung körperliche, seelische oder soziale Einschränkungen erfährt, ob sich sein Gesundheitszustand auch in diesem umfassenden Sinne gebessert oder gar verschlechtert hat. Ein Weg, diese qualitative Dimension mit der quantitativen Dimension zu verbinden, ist das Konzept der *Quality adjusted life years* (QALYs)[35], also der qualitätsgewichteten Lebensjahre.

Dabei wird die Lebensqualität unter alternativen Behandlungen im Zeitablauf gemessen und die einzelnen Lebensjahre der Lebensqualität entsprechend bewertet und aufsummiert. Nach der theoretischen Grundlage können die sich dabei ergebenden Werte verglichen und zu den entsprechenden Kosten in Beziehung gesetzt werden. Probleme bei dieser Art der Kostenanalyse ergeben sich unter anderen aus der Messung der Lebensqualität.

Bisherige Untersuchungen

1997 wurden in Deutschland 3.839 Organtransplantationen vorgenommen: 2.249 Nieren-, 762 Leber-, 562 Herz-, 120 Lungen- und 146 Bauchspeicheldrüsenverpflanzungen. Eine umfassende Kosten-Nutzen-Analyse von Organtransplantationen lag für den deutschsprachigen Raum bislang nicht vor.

Für den Bereich der Nierenersatztherapie lassen sich die jährlichen Ausgaben der gesetzlichen Krankenversicherung (GKV) für die Hämodialyse bei einer Gesamtzahl von ca. 40.000 Patienten näherungsweise schätzen[i]: Sie dürften zur Zeit etwa DM 2,4 Mrd. betragen. Diese Summe entsprach 1,3% der Gesamtausgaben der GKV für die ambulante und stationäre Patientenversorgung 1996[ii].

Banz et al. stellten 1993 eine ökonomische Betrachtung der Kosten chronischer Lebererkrankungen in Deutschland vor, die auf einer Befragung von Ärzten beruhte[36]. Daraus ergaben sich für die alten Bundesländer im Jahr 1989 direkte Kosten für die Behandlung chronischer Lebererkrankungen von insgesamt DM 565,5 Millonen und indirekte Kosten in Höhe von DM 4,7 Milliarden. Dieses Übergewicht der indirekten Kosten ist vor allem darauf zurückzuführen, daß die vorzeitige Berufsunfähigkeit infolge einer - meist alkoholtoxischen - Leberzirrhose in einem relativ frühen Alter auftritt. Männer sind hiervon stärker betroffen als Frauen.

Die vorliegenden Ergebnisse können im Rahmen weiterer Kosten-Nutzen-Analysen verwendet werden. In der Literatur sind ferner verschiedene Ansätze zur Kostenerfassung bei aufwendigen Therapieverfahren veröffentlicht worden: Im Rahmen des Medicare-Programms der Behandlung terminaler Nierenerkrankungen

---

[i] Bei einer Kostenpauschale von durchschnittlich DM 347.- pro Dialysesitzung ergeben sich jährliche Behandlungskosten von etwa 60.000 DM pro Patient.

[ii] Die Gesamtausgaben der GKV für die ambulante und stationäre Patientenversorgung (ohne zahnärztliche Versorgung, inklusive Arznei-, Heil- und Hilfsmittel) beliefen sich 1996 auf DM 187,5 Mrd.

in den USA wurde der Einfluß der Nierentransplantation auf die Wirtschaftlichkeit eines staatlich finanzierten Krankenversorgungssystems untersucht[37]. Ohne detaillierte Berechnungsgrundlagen aufzuführen, wurde festgestellt, daß die Kosten der Behandlung transplantierter Patienten mit funktionierendem Organ nur ein Drittel der Kosten einer alternativ fortzuführenden Dialysebehandlung betragen. Da die Lebensqualität i.d.R. ebenfalls besser sei, stelle die Nierentransplantation das Verfahren der Behandlung terminaler Niereninsuffizienz dar, daß den besten klinischen Erfolg mit den günstigsten ökonomischen Ergebnissen vereint.

Auf der Grundlage von 43 orthotopen Lebertransplantationen, durchgeführt zwischen 1981 und 1986 am Transplantationszentrum in Pittsburgh wurden im Rahmen einer "cost-effectiveness-analysis" Gebühren für die Benutzung von Krankenhauseinrichtungen, in der Transplantationsvorbereitung notwendige Aufwendungen, Personalkosten usw. berücksichtigt[38]. Den größten Anteil an den Gesamtkosten hatte der Klinikaufenthalt. Als mittlere Tageskosten ergaben sich US$ 4.300 bei einem stationären Aufenthalt von 4-6 Wochen. Die mittleren Gesamtkosten pro Transplantation beliefen sich auf US$ 287.000 (77.000-915.000) unter Berücksichtigung indirekter Kosten (Reise und Unterbringung des Patienten und seiner Angehörigen, Rehabilitation etc.). Eine Abschätzung volkswirtschaftlicher Produktivitätsverluste wurde nicht vorgenommen. Die Kosten zeigten keine Abhängigkeit von der klinischen Indikation (Grundkrankheit). Folgekosten, bedingt durch kontinuierliche Überwachung und immunsuppressive Nachbehandlung wurden mit US$15.000-18.000 pro Jahr angegeben.

Auf der Grundlage einer geschätzten Einjahres-Überlebensrate von 75% und von je 90% für die darauffolgenden Jahre, berechnet der Autor zwar Kosten für die Lebertransplantation von US$ 56.000 (18.000-172.000) pro versicherungsstatistisch gerettetem Lebensjahr, bemerkt aber selbst, daß die Ergebnisse dieser Untersuchung keine hinreichenden Aussagen zur Frage prioritären Ressourceneinsatzes im Gesundheitswesen zulassen.

In eine Evaluierung der Universität Grooningen[39] wurden 76 orthotope Lebertransplantationen (8 Retransplantationen, 1978 bis 1987) einbezogen. Die Überlebensraten zeigten sich in Abhängigkeit von Alter und Grundkrankheit des Patienten: 100% bei Kindern mit biliärer Atresie und 60% in anderen Diagnose- und Altersgruppen. Die Anzahl gewonnener Lebensjahre korrelierte mit dem Stadium der Erkrankung. Ein Jahr nach Transplantation zeigten die meisten Patienten eine praktisch normale Lebensqualität. Der Bedarf an Lebertransplantationen in den Niederlanden wurde mit 25-29 pro Jahr angegeben und die jährlichen Spenderraten als (dafür) ausreichend bezeichnet. Die Kosten, näherungsweise mit 250.000 holländischen Gulden (HFl) pro transplantiertem Patienten angegeben, beinhalten die Folgekosten während einer fünfjährigen Nachbehandlungszeit. Die Kosten-Wirksamkeits-Relation des Behandlungsverfahrens über alle Formen der Leberzirrhose wurde auf 47.000 bis 133.000 HFl pro gewonnenem Lebensjahr geschätzt.

Auffällig sind die Unterschiede zu den US-amerikanischen Untersuchungen im Hinblick auf die Kosten einer Lebertransplantation. Dies ist darauf zurückzuführen, daß in der holländischen Studie verbrauchte Ressourcen mit Marktpreisen bzw. "echten" Kostengrößen bewertet wurden, während amerikanische Studien im allgemeinen die Ausgaben für die Krankenversicherungen berechnen, also Gebührenordnungen zur Bewertung heranziehen. In einer amerikanischen Studie aus dem Jahre 1993[40] wurden Krankenhausgebühren von US$ 104.000, Arztkosten in Höhe von US$ 25.500 und Kosten für das Organ in Höhe von US$ 16.300 berechnet. Daraus ergaben sich Gesamtkosten in Höhe von US$ 145.800 für das erste Jahr nach Transplantation.

Zu verweisen ist auch auf weitere Arbeiten zu diesem Gebiet[41,42]. In einer eigenen retrospektiven Untersuchung an 100 Patienten aus dem Jahr 1991 konnte gezeigt werden, daß die Kosten einer Nierentransplantation stark vom klinischen Verlauf nach der Operation abhängen[43].

Literatur

1   Raspe HH (1993): Indikation und Bedarf. In: Nagel E, Fuchs C (Hrsg) Soziale Gerechtigkeit im Gesundheitswesen. Springer, Berlin, Heidelberg, New York 111-28

2   Frei U, Schober-Halstenberg K (1998) Nierenersatztherapie in Deutschland – Bericht über Dialysebehandlung und Nierentransplantation in Deutschland 1996. Projektgeschäftsstelle QuaSi-Niere, Berlin

3   Kurtin P, Nissenson AR (1993) Variation in end-stage renal disease patient outcomes: What we know, what we should know, and how do we find it out? J Am Soc Nephrol 3: 1738-47

4   Eggers PW (1990) Mortalityrates among dialysis patients in Medicare's End Stage Renal Disease Program. Am J Kidney Dis 15: 414-21

5   Schoeppe W (1993): Indikation und Bedarf bei der Nierentransplantation. In: Nagel E, Fuchs C (Hrsg) Soziale Gerechtigkeit im Gesundheitswesen. Springer, Berlin, Heidelberg, New York 143-50

6   Manns MP, Böker K (1993) Indikation und Bedarf bei der Lebertransplantation. In: Nagel E, Fuchs C (Hrsg) Soziale Gerechtigkeit im Gesundheitswesen. Springer, Berlin, Heidelberg, New York 129-42

7   Brodehl J, Offner J, Pichlmayr R (1988) Nierentransplantation im Kindesalter. Monatsschr Kinderheilkd 136: 312-6

8   Schleibner S, Welter H, Land W et al. (1988) Renal transplantation at the Munich Transplant center: a retrospective single-center review. Clinical Transplants: 107-14

9   Höckerstedt K (1990) Liver transplantation today. Scand J Gastroenterol 25: 1-10

10 National Institutes of Health (1984) Consensus Development - Conference Statement: Liver Transplantation. Hepatology 4: 1075-105

11 Elkinton JR (1966) Medicine and the quality of life (editorial). Ann Intern Med 64: 711-4

12 Bullinger M, Pöppel E (1988) Lebensqualität in der Medizin - Schlagwort oder Forschungsansatz. DÄBl 85: 679-80

13 Sass HM (1990) Behandlungsqualität oder Lebensqualität? Ethische Implikationen von "Lebensqualität als Bewertungskriterium in der Medizin. In: Schölmerich P, Thews G (Hrsg) Lebensqualität als Bewertungskriterium in der Medizin. Fischer, Stuttgart, New York: 225-45

14 Bullinger M (1989) Forschungsinstrumente zur Erfassung der Lebensqualität bei Krebs - ein Überblick. In: Veres R, Hasenbring M (Hrsg) Jahrbuch der Medizinischen Psychologie. Springer, Berlin, Heidelberg, New York 45-57

15 Buxton MJ, Drummond MF (1990) Quality of life measurement in the development of medicines. Pharmaceutical Journal 244: 260-2

16 Evans RW, Manninen DL, Lowrie EG et al. (1985) The quality of life of patients with end-stage renal disease. N Engl J Med 312: 553-9

17 Hart LG, Evans RW (1987) The functional Status of ESRD Patients as measured by the Sickness Impact Profile. J Chron Dis 40, Suppl. 1: 117-30

18 Muthny FA, Broda M, Dinger A, Koch U, Stein B (1990) Aspekte der Lebensqualität bei verschiedenen Behandlungsverfahren der chronischen Niereninsuffizienz - ein empirischer Vergleich. In: Franz HE (Hrsg) Blutreinigungsverfahren - Technik und Klinik. Stuttgart, New York 205-10

19 Simmons RG, Anderson CR, Abress LK (1990) Quality of life and rehabilitation differences among four end-stage renal disease therapy groups. Scand J Urol Nephrol; Suppl. 131: 7-22

20 Manninen DL, Evans RW (1987) The costs and outcomes of kidney transplantation according to initial immunosuppressive drug protocol. Clin Transpl 269-75

21 Simmons RG, Abress L, Anderson CR (1988) Quality of life after kidney transplantation. Transplantation 45: 415-21

22 Manninen DL, Evans RW (1988) A longitudinal assessment of the health status of diabetic and nondiabetic renal transplant recipients. Clin Transpl 203-9

23 Koch U, Muthny FA (1991) Lebensqualität bei Patienten mit chronischer Niereninsuffizienz. Praxis der klinischen Verhaltensmedizin und Rehabilitation 16: 266-73

24 Gouge F, Moore J Jr., Bremer BA, McCauly CR, Johnson JP (1990) The quality of life of donors, potential donors and recipients of living-related donor renal transplantation. Transplant Proc 22: 2409-13

25 Devins GM, Mandin H, Hons RB, Buckle S et al. (1990) Illness intrusiveness and quality of life in end-stage renal disease: comparison and stability across treatment modalities. Health Psychol 9: 117-42

26 Pennington JC (1989) Quality of life following liver transplantation. Transplant Proc 21: 1514-6

27 Tarter RE, Switala J, Arria A, Plail J, van Thiel D (1991) Quality of life before and after orthotopic hepatic transplantation. Arch Intern Med 151: 1521-6

28 Kober B, Küchler T, Broelsch C, Kremer B, Henne-Bruns D (1990) A psychological support concept and quality of life research in a liver transplantation program: an interdisciplinary multicenter study. Psychother & Psychosom 54: 117-31

29 Leyendecker B, Bartholomew U, Klapp BF et al. (1992): Quality of life of liver transplant reciepients; Transplantation

30 Bonsel GJ, Essink-Blot ML, Klompmaker IJ, Slooff MJ (1992) Assessment of the quality of life before and following liver transplantation. Transplantation 53: 796-800

31 Lowe D, O'Grady JG, McEwen J, Williams R (1990): Quality of life following liver transplantation: a preliminary report. J. Roy. Coll. Physicians London 24 No. 1: 43-6

32 Küchler T, Kober B, Broelsch C, Henne-Bruns D, Kremer B (1991) Quality of life after liver transplantation: can a psychosocial support program contribute? Transplant Proc 23: 1541-4

33 Schulenburg JM Graf vd (1993) Theorie der Gesundheitsökonomik. Zeitschrift für die gesamte Versicherungswissenschaft 82: 71-93

34 Schöffski O (1990) Wirtschaftlichkeitsuntersuchungen von Arzneimitteln. Hannover (Duphar med-script 7)

35 Torrance GW, Feeny D (1989) Utilities and Quality-adjusted Life Years. Int J Technology Assessment in Health Care 5: 559-75

36 Banz K, Rohrbacher R und Schwicker D (1993) Die Sozioökonomie der chronischen Lebererkrankungen in Deutschland. P.Lang, Bern, Berlin, New York

37 Eggers PW (1988) Effect of transplantation on the Medicare end-stage renal disease program. N Engl J Med 318 No. 4: 233-9

38 Kankaanpää J (1990) Cost-effectiveness of liver-transplantations - How to apply the results in ressource allocation. Preventive Medecine 19: 700-4

39 Bonsel GJ, Klompmaker IJ, Essink-Bot ML, Habbema JD, Slooff MJ (1990) Cost-effectiveness analysis of the Dutch liver transplantation programme. Transplant Proc 22: 1481-4

40 Evans RW, Manninen DL, Dong FB (1993) An Economic Analysis of Liver Transplantation. Gastroenterology Clinics of North America 22: 451-73

41　Krueger H (1989) Economic analysis of solid organ transplantation: review for policy. Health Policy 13: 1-17

42　Schneider T, Fagnani F, Lanoe JL et al. (1988) Economic analysis of an immunosuppressive strategy in renal transplantation. Health Policy 9: 75-89

43　Nagel E, Henke KD, Graf v.d. Schulenburg JM, Schwartz FW, Pichlmayr R (1993) Probleme ökonomischer Bewertung medizinischer Therapieverfahren am Beispiel der Transplantationschirurgie. Langenbecks Arch Chir Suppl.: 521-24

Methoden, Meßinstrumente und Studiendurchführung

Ablauf der Studie

Die Studie wurde in eine Definitions-, eine Erhebungs- und eine Auswertungsphase eingeteilt. Nach sorgfältiger interdisziplinärer Abstimmung und der Erarbeitung des Studienprotokolls begann die Datenerhebung bei Patienten vor und nach Nieren- und Lebertransplantationen und dauerte dreieinhalb Jahre. Entgegen der ursprünglichen Planung mußte der Erhebungszeitraum um ein Jahr verlängert werden, da sich schwankende Transplantationszahlen und - im Bereich der Lebertransplantationen - ein hoher Anteil von Notfalleingriffen, bei denen eine präoperative Erhebung von Selbstangaben zur Lebensqualität und somit eine Längsschnittuntersuchung nicht möglich waren, in nicht vorhersehbarer Weise auf den Studienablauf auswirkten.

Methoden und Meßinstrumente

Indikations- und Bedarfsanalyse

Um das Vorgehen bei der Indikations- und Bedarfsanalyse zu erläutern, erscheint eine kurze Beschreibung der Organisation und des Ablaufs der Patientenbetreuung an der Transplantationsambulanz der Medizinischen Hochschule Hannover notwendig - stellvertretend für das im wesentlichen gleichartige Prinzip aller Transplantationszentren in Deutschland. Hierbei müssen prinzipielle Unterschiede der Indikationsstellung bei terminalen Nieren- und Lebererkrankungen berücksichtigt werden.

Terminale Nierenerkrankungen. Aus dem Bereich der ambulanten und stationären Versorgung (Praxen, Dialysezentren, Kliniken) werden jährlich ca. 300 Patienten mit der Frage der Transplantationsindikation vorgestellt. Es handelt sich dabei um Patienten mit terminalem, d.h. dialysepflichtigem Nierenversagen aus den folgenden Krankheitsgruppen:

- Glomerulonephritiden (akute postinfektiöse GN; rapid-progediente GN und hämolytisch-urämisches Syndrom; chronische membranoproliferative GN);
- chronische Pyelonephritiden und renovaskuläre Erkrankungen, insbesondere die diabetische Nephropathie;
- genetisch bedingte Erkrankungen (Zystennieren und familiäre Nephronophthisis, M. Fabry) und medikamentenbedingte Nephropathien;
- andere Nephropathien (z.B. diabetische Glomerulosklerose, bei Erkrankungen des Immunsystems wie Lupus erythematodes disseminatus, Panarteriitis nodosa, M. Schoenlein-Hennoch, Sklerodermie).

In der Regel können etwa 80 % dieser Patienten nach Abschluß einiger transplantationsspezifischer Untersuchungen (Gewebetypisierung) auf die Warteliste übernommen und dem *Eurotransplant-Zentrum* gemeldet werden. In weniger als 20% der Fälle ergeben sich aus der Sicht des Transplantationszentrums absolute oder relative Kontraindikationen, die zum vorübergehenden oder endgültigen (ca. 5%) Ausschluß von dieser Behandlung führen.

Derzeit befinden sich ca. 800 Patienten auf der Warteliste der MHH zur Nierentransplantation. In diesem Bereich kann die Anwendung von Indikationsregeln als relativ standardisiert und spezifisch bezeichnet werden. Epidemiologische Daten zur Inzidenz und Prävalenz terminaler Niereninsuffizienz konnten nach Regionen und Bundesländern gegliedert aus vorhandenen Dokumentationssystemen[i] gewonnen werden und bei relativ einheitlichen Indikationskriterien als Berechnungsgrundlage für den Bedarf dienen.

Terminale Lebererkrankungen. Für den Bereich terminaler Lebererkrankungen kann man nicht auf vergleichbare Zahlen zurückgreifen: Es handelt sich um Erkrankungen mit relativ niedrigen Inzidenzen, vorhandene nationale Gesundheitsstatistiken (Sterberegister) lassen eine detaillierte Analyse nicht zu, und eine regionale Gesundheitsberichterstattung war und ist noch nicht ausreichend entwikkelt. Dementsprechend mußte zunächst auf Inzidenz- und Prävalenzdaten aus der Literatur und amtlichen Statistiken (Mortalitäts- und Arbeitsunfähigkeitsstatistiken) analysiert werden, um dann begründete Schätzungen vornehmen zu können.

Eigene Patienten. In der Transplantationsambulanz der MHH stellten sich (1995) auf Überweisung durch den ambulanten und stationären Sektor ca. 500 Patienten

---

[i] QUASI-Niere, Kuratorium für Dialyse und Nierentransplantation (KfH), Deutsche Stiftung Organtransplantation (DSO), European Dialysis and Transplantation Agency (EDTA)

mit der Frage der Indikation zur Lebertransplantation vor. Es handelte sich dabei um Lebererkrankungen mit akutem oder chronischem Organversagen:

- hepatozelluläre Erkrankungen (chronische oder akute Virushepatitis, Leberschaden durch Alkohol und andere Fremdstoffe (Medikamente, Toxine), Autoimmunhepatitis)
- cholestatische Erkrankungen (primär biliäre Zirrhose, primär sklerosierende Cholangitis, sekundär biliäre Zirrhosen, familiäre cholestatische Syndrome)
- vaskuläre Erkrankungen (Budd-Chiari-Syndrom)
- metabolische Lebererkrankungen (α-1-Antitrypsinmangel, M. Wilson, Hyperlipoproteinämie Typ II, Crigler-Najjar-Syndrom u.a.)
- nicht resezierbare Lebermalignome (Hepatozelluläre Karzinome, zentrale Gallengangscarcinome, Karzinoid und Inselzelltumoren).

Weniger die Grunderkrankung selbst als vielmehr das jeweilige Krankheitsstadium waren und sind entscheidend für die Aufnahme des Patienten auf die Warteliste zur Operation oder seine Klassifizierung als zur Zeit oder endgültig "nicht transplantabel". Aus Gründen der Praktikabilität kann die Warteliste nur die wirklich dringenden Fälle aufnehmen und ist auf eine Zahl begrenzt, die etwa der Hälfte der jährlich durchgeführten Transplantationen (in Hannover etwa 100 p.a.) entspricht.

So entsteht ein zweiter, nicht in Form einer Liste geführter Pool von Patienten, bei denen eine Lebertransplantation grundsätzlich indiziert erscheint, das aktuelle Krankheitsstadium aber ein weiteres Zuwarten rechtfertigt bzw. unter Berücksichtigung der Behandlungsrisiken angezeigt erscheinen läßt. Diese Patienten werden mit der Maßgabe der Wiedervorstellung nach Ablauf eines bestimmten Zeitraumes oder bei deutlicher Veränderung bestimmter klinischer Parameter in die Weiterbehandlung der überweisenden Ärzte entlassen.

Rekonstruktion der Indikationsregeln. Das Vorgehen bei der Indikationsstellung für den Bereich der Nierentransplantation stellt sich relativ einheitlich und widerspruchsfrei dar. Seltene Unterschiede in der Gewichtung von Kontraindikationen beruhen hier mehr auf dem Erfahrungshintergrund des Zentrums als auf prinzipell verschiedenen Wertungen.

Bei der Entscheidung zur Lebertransplantation spielen so verschiedene Faktoren wie z.B. Grunderkrankung und deren Verlauf, Allgemeinzustand, Wünsche des Patienten und seine psychosozialen Bedingungen, ein passendes Spenderorgan etc. insofern eine andere Rolle, als hier eine echte Behandlungsalternative fehlt. Daher wurde auch unter Fachleuten noch kein abschließender Konsens hinsichtlich der Indikation und der Frage des optimalen Operationszeitpunktes bei bestehender Organknappheit gefunden. Entsprechend war folgendes Vorgehen bei der Rekonstruktion der Indikationsregeln erforderlich:

- Die Grundzüge der Indikationsstellung und wesentliche Kriterien der Bewertung von Kontraindikationen, wie sie sich auch in der Literatur finden, wurden entsprechend den Maßgaben des Vorgehens am Zentrum der MHH in Abstimmung mit der Arbeitsgemeinschaft der Transplantationszentren aktualisiert.

- Patienteninterviews dienten der Identifizierung wichtiger patientenseitiger Indikationskriterien, die möglicherweise nicht durch die vorgenannten Instrumente erfaßt werden konnten.

Anhand von Befragungen ärztlicher Entscheidungsträger in vier Zentren, die Nieren- und Lebertransplantationen durchführen, konnten unterschiedliche Bewertungen aufgezeigt und in die Analyse einbezogen werden.

Wesentlich für die Indikations- und Bedarfsanalyse ist das Verständnis der "Übergänge" von ambulanter oder stationärer Behandlung außerhalb des Transplantationszentrums über Vorstellung, eventuelle Wiedervorstellung und Aufnahme auf die Warteliste bis hin zur Operation, d.h. eine Rekonstruktion der hierbei relevanten Kriterien. Dennoch bleiben viele der im Zusammenhang mit der Indikationsstellung bedeutsamen Prozesse und Parameter nicht operationalisierbar und entziehen sich einer objektivierenden Erfassung - man denke nur an die vielfältigen Entwicklungsmöglichkeiten und Entscheidungswege der individuellen Arzt-Patient-Beziehung. Vielleicht, so wurde vermutet, können hier die Interviews qualitativ wichtige Gesichtspunkte aufdecken. Die aus allen Bereichen gewonnenen Daten wurden daher zunächst einander gegenübergestellt, gewichtet und diskutiert, um dann in der Darstellung alternativer Bedarfsmodelle Planungsgrundlagen für die Umsetzung abdominaler Transplantationsprogramme zu liefern.

Bewertung der Behandlungseffekte

Für den Studienbereich der Analyse und Bewertung von Behandlungseffekten im Rahmen einer Beobachtungs-Kohorten-Studie war eine detaillierte Beschreibung der Stichprobenbildung notwendig. Man darf davon ausgehen, daß diese sowohl für den Bereich der Nierentransplantation, als auch für den Bereich der Lebertransplantation repräsentativ für die Grundgesamtheit aller Patienten ist, bei denen eine solche Behandlung indiziert ist.

Stichprobenbildung und Falldefinition. Erfaßt wurden alle erwachsenen (>17 Jahre) Patienten, die sich beginnend mit dem 1.6.1993 während des nachfolgenden Rekrutierungszeitraumes auf den Wartelisten zur Nieren- und Lebertransplantation befanden bzw. auf diese aufgenommen wurden. Insgesamt wurden zwei Kohorten transplantierter Patienten in die Verlaufsbeobachtung (bis 31.5.1996) einbezogen: 138 Patienten nach Nieren- und 118 Patienten nach Lebertransplantation.

Klinische Parameter für die Beurteilung des präoperativen Gesundheitszustandes und des Krankheitsverlaufs wurden für die bereits auf der Warteliste befindlichen Patienten aus den vorhandenen Datensätzen der Transplantationsambulanz der MHH bzw. der behandelnden Zentren übernommen und gegebenenfalls durch eigene Nachuntersuchungen (z.B. im Rahmen einer Wiedervorstellung) ergänzt. Bei Patienten, die während des Rekrutierungszeitraumes aufgenommen wurden, erfolgte die Dokumentation nach den für die Studie gültigen Standards.

Die Verlaufsdokumentation der klinischen und der Lebensqualitäts-Parameter erfolgt nach der Operation in regelmäßigen Abständen (14. postoperativer Tag, 1., 3., 6., 12. und evtl. 18. postoperativer Monat), anläßlich der Kontrolluntersuchungen in der Transplantationsambulanz der MHH. Bei den wenigen Patienten, die in auswärtigen Zentren betreut werden (<5%), wurde dies postalisch durchgeführt.

Die Fremdeinschätzung der Lebensqualität anhand des Spitzer- und des Karnofsky-Index erfolgte ausschließlich durch ärztliches und pflegerisches Personal der Klinik für Abdominal- und Transplantationschirurgie der MHH anläßlich der Vorstellungen der Patienten in der Ambulanz und ihrer stationären Behandlung.

Besonderheiten bei Nierentransplantationspatienten. Um einen präoperativen Status der Lebensqualität und wesentlicher soziodemographischer Daten der potentiellen Organempfänger zu erheben, wurde allen Patienten, die sich zu Beginn des Rekrutierungszeitraumes auf der Warteliste der MHH zur Nierentransplantation befanden, ein entsprechender Fragebogen zugesandt. Patienten, die während des darauffolgenden Jahres hinzukamen, erhielten diesen Fragebogen nach Abschluß ihrer Aufnahmeuntersuchung. Daduch war ein Vergleich der Behandlungseffekte der Transplantation mit denen der Dialysetherapie möglich.

Besonderheiten bei Lebertransplantationspatienten. Auch hier wurde ein präoperativer Status der Lebensqualität und wesentlicher soziodemographischer Daten bei potentiellen Organempfängern erhoben. Aufgrund der erheblichen Schwankungen im natürlichen Krankheitsverlauf wurden die Befunde bei allen Patienten auf der Warteliste im Abstand von drei Monaten aktualisiert. Bei etwa 20% aller Fälle transplantierter Patienten handelte es sich um eine Notfallindikation (Leberversagen bei foudroyanter Hepatitis, Vergiftungen, Traumen) - präoperative Vergleichswerte zur Lebensqualität lagen hier nicht vor.

Meßinstrumente zur Lebensqualität. Bei der Auswahl der Meßinstrumente zur Lebensqualität im Rahmen der vorliegenden Studie waren folgende Anforderungen maßgebend[i]:

- Reliabilität und Konsistenz - unter der Annahme stabiler Bedingungen sollte das Instrument reproduzierbare Ergebnisse liefern;
- Validität - inwieweit mißt das Instrument, was es vorgibt zu messen;
- Sensitivität - gemessene Veränderungen sollten auch klinisch objektivierbare Veränderungen im Gesundheitszustand des Patienten ausdrücken;
- Praktikabilität - das Instrument muß mit seinen Anforderungen (Umfang, Verständlichkeit) zu den Patienten (Akzeptanz) und den Ressourcen der Studie passen und international anwendbar sein.

---

[i] Die Auswahl und die Bewertung der Meßinstrumente zur Lebensqualität erfolgte in der interdisziplinären Arbeitsgruppe "Medizinische und sozioökonomische Bewertung abdominaler Transplantationen" und stellt insofern einen entsprechenden Konsens dar.

Mehrere Instrumente sollten, sich ergänzend, relevante und durch die Intervention potentiell beeinflußbare Dimensionen der Lebensqualität erfassen. Die Zustimmung der Urheber aller genannten Instrumente (bzw. deren deutscher Fassungen) zu ihrer Verwendung im Rahmen dieser Studie wurde eingeholt.

Nottingham-Health-Profile. Grundlegende Dimensionen der Lebensqualität (Energie, Schmerzen, Emotionale Beeinträchtigung, Schlafstörungen, soziale Isolation und physische Mobilität) wurden mit dem bereits in allen wichtigen europäischen Verkehrssprachen eingeführten, standardisierten und validierten *Nottingham Health Profile* (NHP)[1] erhoben. Es besteht aus 38 Aussagen zur Lebensqualität, die mit "Ja" und "Nein" als zutreffend oder nicht zutreffend charakterisiert werden können. Aus den anschließend bewerteten Aussagen können sowohl ein Gesamtpunktwert, wie auch Punktwerte für die einzelnen Dimensionen errechnet werden. Der Zeitaufwand für die Beantwortung der Fragen beträgt 8-12 Minuten. Die deutsche Version wurde u.a. bei Patientinnen mit einem Brustkrebsleiden, bei Patienten mit chronischer Polyarthritis sowie an einer Bevölkerungsstichprobe eingesetzt und geprüft[2]. Es zeigte dabei eine zufriedenstellende innere Konsistenz (Cronbach's alpha der einzelnen Subskalen zwischen 0,60 und 0,85) und kriterienbezogene Validität.

ADL-Skala. Ergänzend dazu erfolgte die Erfassung von Funktionseinschränkungen anhand einer *Activities-of-Daily-Life*-Skala (adaptierte Skala der Rand-Corporation)[3]. Sie bildet die Bereiche Mobilität, physische Aktivität, Rollenausübung, Selbstversorgung und allgemeine Einschränkungen ab. Die Probanden sollten 11 Beeinträchtigungen des täglichen Lebens auf einer drei-Punkte Skala (*nie, gelegentlich, immer*) beurteilen. Sie wurde in einer repräsentativen Stichprobe der Normalbevölkerung validiert[4]. Die Indizes für die Reproduzierbarkeit und die Skalierbarkeit in einem Guttman-Scale-Modell lagen bei 0,94 bzw. 0,59.

Symptom-Check-List. Die *Symptom Check-List* (SCL-90-R) diente der Erfassung psychischer Beschwerden hinsichtlich der Dimensionen Somatisierung, Zwanghaftigkeit, Unsicherheit im Sozialkontakt, Depressivität, Ängstlichkeit, Aggressivität und Feindseligkeit, phobische Ängste, paranoides Denken und Psychotizismus[5]. Ausgewählt wurden die nach einer Faktorenanalyse der Dimension Somatisierung zuordenbaren Items.

Sie umfassen 12 Kurzbeschreibungen von Problemen. Der Proband ist aufgefordert, auf einer fünf-Punkte Skala von "überhaupt nicht" bis "sehr stark" einzuschätzen, in welchem Umfang ihn das jeweilige Problem bzw. die jeweilige Beschwerde in der der Befragung vorangegangenen Woche belastet hat[6].

Für die Auswertung können ein PSDI (positive symptom distress index) und ein PST (positive symptom total) gebildet werden. Der PST gibt die Anzahl der positiven Antworten an. Der PSDI stellt die Summe aller beantworteten Fragen dem PST gegenüber. Damit wird der Grad der Zustimmungstendenz angezeigt. Die deutsche Version ist an 900 Patienten mit psychosomatischen Leiden[7] und an 1006 Personen ohne Erkrankungen[8] überprüft worden. Cronbach's alpha als Maß der inneren Konsistenz des Instruments betrug bei den einzelnen Dimensionen zwischen 0,77 und 0,9. Die Reliabilität, gemessen am Guttman-Split-Half-Koeffizienten war bei der Dimension Somatisierung 0,65 bei der Normalpopulation und 0,85 bei einer Unteruchung an HIV-Infizierten[9].

CES-D. Da die Faktoren Angst und Depression im Zusammenhang mit chronischen Krankheiten besonders bedeutsam sind, wurde die *Depression Scale* des *Center of Epidemiology and Statistics* (CES-D) ebenfalls aufgenommen[10]. Sie dient der Erfassung gedrückter Stimmungen, von Schuldgefühlen, des Gefühls der Wert-, Hilf- und Hoffnungslosigkeit, von Antriebsmangel, Appetitverlust und Schlafstörungen. 20 Aussagen repräsentieren Empfindungen gedrückter bis depressiver Stimmungslagen.

Der Proband ist aufgefordert, auf einer 4-Punkte-Skala von 0 = *kaum oder überhaupt nicht* bis 3 = *meistens, die ganze Zeit*, einzuschätzen, wie häufig er sich in den vergangenen sieben Tage entsprechend gefühlt hat. Die Indexbildung ist additiv. Die deutsche Version der Skala hat sich bei Validierungen an vier verschiedenen Stichproben bewährt[11]. Die Ergebnisse stimmen mit den bislang aus amerikanischen Untersuchungen berichteten Werten gut überein: Cronbach's alpha lag zwischen 0,85 und 0,91, es wurden signifikante Restkoeffizienten nach vier Wochen von 0,55 bis 0,63 gefunden und die Korrelation der Ergebnisse des CES-D mit denen eines anderen Instruments (Beck Depressionsinventar) lagen bei 0,81-0,84 (p<0,0001).

Spitzer- und Karnofsky-Index. In verschiedenen Stadien der Erkrankung und der Behandlung erscheint eine zusätzliche oder ausschließliche Fremdbewertung sinnvoll und notwendig. Der Spitzer-Index[12] ist ein kurzes, gebräuchliches Instrument, das die Qualität in vier Bereichen des menschlichen Lebens erfaßt: Aktivität, Alltagsleben, Gesundheit, Umweltbeziehung / Unterstützung und Zukunftsperspektiven. Der Lebensqualitätsstatus wird in den fünf Komponenten anhand dreier operationalisierter Beurteilungskategorien (0, 1 oder 2) erfaßt. Der Index wird durch Addition gebildet. In der Regel werden nur 1-2 Minuten zur Bearbeitung benötigt. Die deutsche Fassung wurde als Fremdbeurteilungsinstrument in einer Magenkarzinomstudie eingesetzt[13]. Die innere Konsistenz lag bei 0,77, die "inter-rater"-Reliabilität bei 0,8 und die Korrelation mit dem Karnofsky-Index bei 0,8.

Der Karnofsky-Index[14] ist die älteste und gebräuchlichste Skala zur Fremdbeurteilung von Behandlungseffekten. Sie dient der Erfassung der funktionellen Kapazität in den lebenspraktisch relevanten Bereichen Gesundheit, körperliche Aktivität, Arbeit und Selbstversorgung. Auf einer zehnstufigen Rang-Skala sind Grade der Funktionseinschränkung vorgegeben. Diese reichen von normaler Aktivität (100%) bis moribund (10%). Im deutschsprachigen Raum existiert neben der Übersetzung des englischsprachigen Originals auch eine von der Arbeitsgemeinschaft Deutscher Tumorzentren vorgeschlagene, modifizierte Version. Diese Skala beurteilt den allgemeinen Leistungszustand von 0-8[15].

EuroQol. Im Zusammenhang der ökonomischen Bewertung (Nutzwert-Analyse) und der Notwendigkeit hier die Schwächen und Unzulänglichkeiten bislang verwendeter Berechnungsverfahren für die Qualitätsgewichtung gewonnener Lebensjahre (z.B. mittels Rosser-Matrix[16]) auszugleichen, erschien die Einführung eines zwar bislang noch nicht im deutschen Sprachraum angewendeten aber langfristig internationale Vergleichbarkeit ermöglichenden Lebensqualitätsfragebogens der "EuroQol-Gruppe"[17] sinnvoll. Dies erfolgte in enger Abstimmung mit der EuroQol-Gruppe und brachte ein innovatives Konzept der Lebensqualitätsmessung in die Studie ein.

Patienteninterview. Zur Ergänzung und Validierung der mit den psychometrischen Verfahren gemessenen Lebensqualität, wurden teilstrukturierte Interviews mit einer Gruppe von ca. 30 Patienten vor- und nach Lebertransplantation durchgeführt. Ausschlußkriterien waren eine höhergradige Enzephalopathie und nicht ausreichende Kenntnisse der deutschen Sprache. Die Interviews orientierten sich an folgenden Leitlinien und Fragestellungen:

- Welche Rolle spielt die Compliance des Patienten für den Behandlungserfolg?
- Welche Bewältigungsstrategien des Patienten sind beobachtbar?
- Wie erfolgte die Indikationstellung (patientenbezogene Allokationskriterien)?

Quantifizierte Nutzenbewertung

Kostenanalyse. Grundlage für die patientenindividuelle Kostenerfassung im Rahmen der Studie war eine direkte Eingabe des Personal- und Sachmittelaufwandes für jeden einzelnen Patienten in ein speziell entwickeltes EDV-Erfassungssystem (ISIS.doc) über einen Zeitraum von 15 Monaten. Insgesamt wurden hierfür die Daten von 60 Patienten nach Leber- und 77 Patienten nach Nierentransplantationen über den gesamten stationären Behandlungsverlauf einbezogen. Zusätzlich wurden die im Transplantationszentrum durchschnittlich anfallenden Evaluations- und Betreuungskosten für potentielle Transplantationspatienten bestimmt.

Weitere Aufwendungen für das Transplantationsprogramm, d.h. die unmittelbar notwendige prä- und postoperative Betreuung durch das transplantierende Zentrum (z.B. die sogenannte *Wartelistenpflege*) wurden hierbei nicht berücksichtigt. Auch sind Verwandten-Transplantationen wegen der umfangreichen Vordiagnostik der Spender gesondert zu betrachten.

Die Ermittlung der Kosten erfolgte aus der Perspektive der Krankenhausleitung bei einer als monistisch angenommenen Finanzierung[i], so daß sämtliche direkten

---

[i] Die Finanzierung öffentlicher Krankenhäuser erfolgt zur Zeit noch dualistisch, d.h. Investitionskosten werden von den Krankenhausträgern direkt übernommen und gehen nicht in die Preiskalkulation der Hospitäler für Pflegesätze und andere Abrechnungseinheiten ein.

Kosten berücksichtigt wurden. Das Ziel war eine mit vertretbarem Aufwand zu ermittelnde, hinreichend genaue Istkostenkalkulation[18]. Die Detailgenauigkeit war daher gegenüber dem Aufwand bei der Einzelkostenerfassung abzuwägen; dies bestimmte dann das Verhältnis von *bottom-up* (Zusammenführung, Aggregation)- zu *top-down* (Schlüsselung, Segregation) Ansätzen in der Kostenermittlung. Im Bereich der Ansätze zu Gebäude- und Einrichtungskosten (Investitionskosten und Abschreibung, Instandhaltungskosten) wurden Zahlen auch aus anderen Quellen eingesetzt.

Neben den Einzelkosten, die direkt dem Transplantationspatienten zuzuordnen waren, wurden auch sämtliche Gemeinkosten der Abteilung für Abdominal- und Transplantationschirurgie auf die Kostenträger verteilt, um so eine Vollkosten-rechnung zu erreichen, die über bereits vorliegende Sonderentgelt-Kalkulationen hinausgeht. Die Kostenermittlung gliederte sich in zwei Schritte: Zunächst erfolgte der Aufbau eines Mengengerüstes der Faktorverbräuche bei Transplantationen, dann wurden die so ermittelten Einsatzfaktoren (Personal, Sachmittel) in einer Ko-stenarten-, Kostenstellen- und Kostenträgerrechnung bewertet.

Aus den Kostenstellen-Informationen allein ergaben sich keine klinisch sinn-vollen Sequenzen, da an der Krankenbetreuung im Hospital jeweils verschiedene Kostenstellen beteiligt sind. Als Kostenträger kommen im Krankenhausbetrieb verschiedene Bezugsgrößen in Frage. Da die Marktleistung der Krankenhäuser auf die Verbesserung des Gesundheitszustands des Patienten abstellt, ist der sachge-rechte Kostenträger im Krankenhaus aber der Patient[19]. Leistungsbezogen wurde der Weg des Patienten während des stationären Aufenthaltes in fünf Zeiträume gegliedert:

1. Unmittelbare präoperative Evaluation
2. Operation
3. Postoperative Intensivbehandlung
4. Postoperative Behandlung auf der Normalstation
5. Weitere operative Eingriffe (nicht Retransplantation)

In der Transplantationsmedizin sind die Grenzen zwischen direkten und indirekten Kosten fließend: Nebenwirkungen und Komplikationen der Behandlung sind z.T. unvermeidbar und von hoher Kostenrelevanz. Aus volkswirtschaftlicher Sicht fal-len darüber hinaus Kosten durch Warte- und Wegzeiten an, die bei den Gesamtko-sten berücksichtigt werden sollten. Nach der *Humankapitalmethode*[20,21] wurde der durch die Transplantation bedingte Ausfall von Löhnen und Gehältern als Produk-tivitätsverlust für die gesamte Volkswirtschaft bewertet, auch wenn für den einzel-nen Patienten durch Lohnfortzahlung, Krankenhaustagegeld oder andere Ersatzlei-stungen keine derartigen Opportunitätskosten auftraten. Die Identifizierung ent-sprechender indirekter Kostenkomponenten war auch ein Ziel der Studie.

Kosten-Nutzen-Analyse. Alternative Behandlungsformen (z.B. Nierentransplan-tation vs. Hämodialyse) werden durch die Berechnung einer Nettogröße aus Ko-sten und Nutzen miteinander verglichen. Neben den direkten und indirekten Ko-sten werden auch die entsprechenden Nutzenkomponenten ermittelt. Der direkte

Nutzen der Transplantation ergibt sich aus den Kosteneinsparungen für die nicht mehr notwendige Dialyse. Diese wird nicht nur in Krankenhäusern, sondern auch in spezialisierten, privatwirtschaftlich organisierten Dialysepraxen durchgeführt. Somit existiert ein Preis für das Gut "Dialysebehandlung" in seinen verschiedenen Formen und betriebswirtschaftliche Bewertungsprobleme dieser Nutzenkomponente entfielen.

Von indirektem Nutzen spricht man bei einer Steigerung der Produktivität infolge einer Minderung der Krankheitstage oder einer Verlängerung der Lebensarbeitszeit aufgrund der neuen Behandlungsform. Für den Bereich der Lebertransplantation erschien das Instrument der Kosten-Nutzen-Analyse nicht geeignet, da Lebererkrankungen im Endstadium - zumindest auf absehbare Zeit - nur durch eine Transplantation behandelbar sind.

Kosten-Wirksamkeitsanalyse. Eine rein monetäre Bewertung des Nutzens von Transplantationen läßt wichtige Dimensionen unberücksichtigt. Deshalb wurden hier auch die Komponenten einbezogen, die sich nicht in Geldeinheiten ausdrükken lassen. Ermittelt wurden die Kosten eines durch die Behandlung gewonnenen Lebensjahres.

Kosten-Nutzwert-Analyse. Auf der Grundlage der Daten zur Lebensqualität wurde ein Verfahren der Bestimmung qualitätsgewichteter Lebensjahre (*quality-adjusted life-years*) entwickelt. Ziel war es, die *intangiblen* Effekte von Transplantationen in einer einzigen Größe zusammenzufassen. Damit wurde eine weitergehende ökonomische Bewertung der durch ein Behandlungsverfahren gewonnenen Lebensjahre unter Berücksichtigung der Qualitätsdimension ermöglicht.

Meßzeitpunkte

Bei den Patienten, die während des Rekrutierungszeitraumes transplantiert wurden (etwa die Hälfte aller Patienten der Kohortenstudie) ergab sich eine Nachbeobachtungszeit von mindestens einem bis maximal zwei Jahren. Bezogen auf den einzelnen Patienten wurden folgende Meßzeitpunkte berücksichtigt:

- Präoperativer Status (Daten zum Gesundheitszustand, zur Lebensqualität und zu soziodemographischen Parametern) der Patienten auf der Warteliste zur Nierentransplantation sowie während des gesamten Rekrutierungszeitraumes für alle hinzukommenden Patienten.
- Status aller Patienten, die sich in der Transplantationsambulanz mit der Frage der Aufnahme auf die Warteliste zur Lebertransplantation vorstellten; weitere Untersuchungen in dreimonatigen Abständen bei den Patienten, die sich auf der Warteliste befanden.

- Postoperativer Status: 2 Wochen post operationem bzw. nach Verlegung auf die Normalstation, dann jeweils in den Monaten 1, 3, 6, 12 und evtl. 18 nach der Transplantation.
- Fremdeinschätzung durch medizinisches Personal:
    - bei der Vorstellung des Patienten in der Transplantationsambulanz
    - bei der Aufnahme zur Transplantation
    - während des stationären Aufenthaltes
    - zu den o.g. Zeitpunkten nach Transplantation.
- Strukturierte Interviews: 2-3 Befragungszeitpunkte (prä-operativ bei der Vorstellung in der Ambulanz, während des stationären Aufenthaltes, zeitgleich mit dem Patientenfragebogen sowie im Monat 3 nach Transplantation.

Datenerfassung und Auswertung

Dokumentation und Datenkontrolle

Die in dieser Studie verwendeten Frage- und Dokumentationsbögen wurden interdisziplinär ausgearbeitet und finden sich im Anhang. Die dort enthaltenen Daten wurden vor der Eingabe codiert und mit einer Personenkennziffer verbunden gespeichert: d.h. für jeden Patienten wurde ein anonymer, ihm aber zuordenbarer Datensatz angelegt. Mit der Durchführung war eine medizinisch erfahrene und in das anzuwendende Programm eingeführte Dokumentationskraft betraut.

Daten aus allen Bezugsquellen (Frage- und Dokumentationsbögen, klinische Parameter aus der MHH und überweisenden bzw. behandelnden Kliniken und Praxen wurden zentral im Projektbüro gesammelt, geprüft und auf einem elektronischen Datenträger gespeichert bzw. aus der zentralen EDV der MHH übernommen. Bei der Übertragung der Daten auf elektronische Medien wurden wiederholt Plausibilitätskontrollen durchgeführt.

Probandenaufklärung und Datenschutz

Die Aufklärung über Ziele, Inhalte und Durchführung der Studie erfolgte für alle Patienten gleichermaßen mit Hilfe eines Anschreibens, das die Frage- und Dokumentationsbögen begleitete. Eine Erklärung über die Einhaltung der datenschutzrechlichen Bestimmungen wurde den Frage- und Dokumentationsbögen beigelegt. Dies entspricht den Empfehlungen des Arbeitskreises medizinischer Ethikkommissionen in der Bundesrepublik Deutschland auf der Grundlage der Deklaration des

Weltärztebundes[22] von Helsinki. Auch wurde die Durchführung der Untersuchungen von der Ethikkommission der MHH genehmigt.

Qualitätssicherung

Fragebogen. Der Fragebogen zur Lebensqualität wurde in einem Vortest etwa 30 Patienten der Transplantationsambulanz der MHH vorgelegt. Nach dessen Bearbeitung nahmen diese zu folgenden Fragen Stellung:

- Waren alle Fragen verständlich?
- War die Zeit, die Sie brauchten, um alle Fragen zu beantworten, zu lang?
- Was hat Ihnen gefehlt?
- Gab es Fragen, die Ihnen unangenehm waren?

Damit wurden wesentliche Kriterien der Praktikabilität und Akzeptanz dieses Instrumentes überprüft und entsprechende Korrekturen vorgenommen. Gleichzeitig konnten den Antworten thematische Leitlinien für die Gesprächsführung im Rahmen der teilstrukturierten Interviews entnommen werden.

Patienten- und Personalaufklärung. Eine standardisierte und ausführliche Aufklärung, die jeden Frage- und Dokumentationsbogen begleitete und welche das Interesse an einer persönlichen Einschätzung durch den Probanden selbst unterstrich, diente der Sensibilisierung der Patienten für die Notwendigkeit und die Sinnhaftigkeit ihrer Teilnahme.

Die Untersuchungen wurden vor ihrer Durchführung allen Mitarbeitern der Klinik für Abdominal- und Transplantationschirurgie vorgestellt und wichtige Fragen gemeinsam mit Ihnen diskutiert. Der Studienleiter stand für klärende Gespräche jederzeit zur Verfügung. Ein ärztlicher Mitarbeiter begleitete Aufnahme und Wiedervorstellungen der in die Studie einbezogenen Patienten während des Rekrutierungszeitraumes in der Transplantationsambulanz und überprüfte die Einhaltung der gesetzten Untersuchungs- und Dokumentationsstandards.

Statistische Modelle und Verfahren

Die verschiedenen Fragestellungen der Untersuchung erforderten eine Reihe unterschiedlicher Modelle und Verfahren. Bei der Analyse des Bedarfs und bei der ökonomischen Bewertung kamen in erster Linie deskriptive Verfahren zum Einsatz, bei einer Reihe von Fragestellungen auch multivariate Analysen. So ermöglichten die aus der Untersuchung vorliegenden Verlaufsdaten die Anwendung von Survival-Modellen, z.B. für den prä-post-Vergleich der Lebensqualität. Zusätzlich wurden Methoden eingesetzt, die eine Diskrimination z.B. in Bezug auf die Indikationsstellung zuließen (logische Regressionsmodelle).

Validität und Reliabilität der Ergebnisse

Die interne Validität der Ergebnisse dieser Forschungsvorhabens wird von verschiedenen, nicht in allen Bereichen abschätzbaren Merkmalen beeinflußt. Verzerrungsmöglichkeiten ergaben sich vor allem im Verlauf der Beobachtungs-Kohorten-Studie[23]:

Stichprobenverzerrungen.

Selektionsverzerrungen. Bei der Nierentransplantation steht grundsätzlich die größtmögliche immunologische Kompatibilität im Vordergrund der Empfängerauswahl. Hier kann von einer zufälligen Verteilung der von der Warteliste zur Transplantation kommenden Patienten ausgegangen werden.

Dennoch können auch hier Selektionsverzerrungen vorhanden sein, da nur eine begrenzte Anzahl von Patienten von der Warteliste beobachtet werden konnte. Ausnahmen stellen insbesondere die Patienten dar, bei denen aufgrund von Komplikationen unter der Dialysebehandlung eine Transplantation medizinisch dringlich erscheint, und so geringere Anforderungen an den Grad der immunologischen Übereinstimmung zwischen Empfängerorganismus und Spenderorgan gestellt werden. Dies hat nach aller Erfahrung aber lediglich Auswirkungen im Langzeitverlauf (höherer Prozentsatz chronischer Abstoßungsreaktionen), so daß im Rahmen des Beobachtungszeitraums der Studie keine signifikanten Auswirkungen im *outcome-measurement* zu befürchten waren.

Anders ist dies bei der Lebertransplantation: Der klinische Zustand des Patienten ist bei der Indikation zur Operation entscheidend. Der präoperative Status des Patienten beeinflußt aber den Erfolg der Operation wesentlich. Besonders drastisch wird dies am Beispiel des akut oder subakut auftretenden Leberversagens deutlich, bei dem die Behandlungsprognose, gemessen an der Überlebensrate des Patienten, wenig größer als 60% ist, während sie bei elektiver Bestimmung des Operationszeitpunktes inzwischen bis zu 90% erreicht. Die Erfolgsrate eines Programms wird also wesentlich beeinflußt von seinem Patientenkollektiv bzw. den darin zur Anwendung kommenden Indikationsregeln. Diese Faktoren müssen in der Analyse der Behandlungseffekte berücksichtigt werden.

Probandenverluste. Fast alle Patienten beider Kohorten werden durch die Transplantationsambulanz der MHH nachbetreut. Auch bei den ausnahmsweise (<1%) aus auswärtigen Zentren kommenden Patienten ist ein Kontakt- und damit ein Datenverlust nicht zu befürchten. In diesen Fällen kann man ebenso annehmen, daß die Behandlungseffekte unabhängig vom Ort der Nachbehandlung sind (soweit ein vergleichbares Schema, z.B. der immunsuppressiven Behandlung verfolgt wird) und dies somit keinen Einfluß auf das Ergebnis hat.

In der Mortalität der Patienten mit terminalen Nieren- und Lebererkrankungen stehen diese als Todesursache im Vordergrund. So war nicht mit einer signifikanten Zahl von Probandenverlusten durch andere Ursachen (z.B. koronare Herzkrankheit, Unfälle) insbesondere in der ja relativ kleinen Kohorte der lebertransplantierten Patienten zu rechnen. Dies hat sich leider nicht bewahrheitet (siehe Ergebnisse). Auch die nicht unbedeutende, erkrankungsbedingte Mortalität bei Patienten nach Lebertransplantation (ca. 20% nach einem Jahr) mußte bei der Auswertung berücksichtigt werden. Für den prä-post-Vergleich der Lebensqualität war eine möglichst komplette Erhebung aller Wartelistenpatienten erforderlich. Hier wurde eine sehr hohen Beteiligung (>80%) erreicht.

Störvariablen. Die Kontrolle klinischer (Grundkrankheit, Comorbidität, Abstoßungskrisen) und soziodemographischer (Familienstand, Haushaltsgröße, Arbeits- u. Erwerbsfähigkeit etc.) Faktoren, bei denen ein Einfluß auf den Gesundheitszustand des Patienten vermutet wird, bzw. erwiesen ist, erfolgte über eine umfangreiche und detaillierte Beobachtung und Dokumentation relevanter Parameter im Verlauf. So konnten potentielle *Störgrößen* in der Analyse berücksichtigt werden. Kaum objektivierbare Verzerrungen in der Bewertung der Lebensqualität ergeben sich aus dem möglichen Wunsch der Patienten, sich bei der Beantwortung der Fragen zur Lebensqualität den vermuteten Erwartungen des Transplantationsteams entsprechend darzustellen, z.B. aus einem zumindest erwogenen Rentenbegehren. Es kann aber davon ausgegangen werden, daß die Behandlungsmaßnahmen im Rahmen der Transplantationschirurgie derartig einmalig und wesentlich für das Erleben des Patienten sind, daß sich ihre Bewertung relativ resistent gegenüber vergleichbar unwesentlichen Störgrößen verhalten hat.

Diagnostische Verzerrungen. Beide Kohorten transplantierter Patienten wurden postoperativ einem umfangreichen, qualitativ und quantitativ standardisierten Erhebungsprogramm aller für die Bewertung der Behandlungseffekte relevanten Parameter unterworfen. Für den Bereich der Lebensqualität wurden Selbst- und Fremdbewertung einander gegenübergestellt und signifikante Unterschiede in der Analyse berücksichtigt. Natürlich müssen in diesem Zusammenhang auch die Effekte der Studie als Intervention (z.B. im Rahmen der Interpretation der Patienteninterviews) bedacht werden.

Literatur

1   Hunt SM, McEwen J, McKenna SP (1985): Measuring health status – a new tool for clinicians and epidemiologists; J R Coll Gen Pract 35: 185-8

2   Kohlmann T (1992): The german version of the Nottingham Health Profile - Results of validation studies. Dept. of Social Medicine, Medical University of Lübeck

3   Potthoff P (1982) Materialien zur Studie "Entwicklung von Indikatoren zur Messung subjektiver Gesundheit". GSF-Bericht MD 540, München

4   Potthoff P (1982) Subjective healthstatus components in a general population survey. In: O'Moore RR, Barber B, Reichertz PL, Roger F (Hrsg) Medical Informatics Europe 82. Springer, Berlin, Heidelberg, New York: 515-21

5   Derogatis LR, Lipman RS, Covi L (1973) An outpatient psychiatric rating scale. Psychopharmacological Bulletin 9: 13-28

6   Derogatis LR (1977) SCXL-90-R. Administration, Scoring & Procedures. Manual for the Revised Version. John Hopkins University School of Medecine

7   Rief W, Greitemeyer M, Fichter MM (1991) Die Symptom Check List SCL-90-R: Überprüfung an 900 psychosomatischen Patienten. Diagnostika 37: 58-65

8   Franke GH (1992) Eine weitere Überprüfung der Symptom-Check-Liste (SCL-90-R) als Forschungsinstrument. Diagnostika 38: 160-7

9   Franke GH (1990) Psychologische Implikationen der HIV-Erkrankung. Naturwissenschaftliche Dissertation, TU Braunschweig

10   Radloff LS (1977) The CES-D scale: a self report depression scale for research in general population. Applied Psychological Measurement 3: 385-401

11   Hautzinger M (1988) Die CES-D Skala. Ein Depressionsmeßinstrument für Untersuchungen in der Allgemeinbevölkerung. Diagnostica 34: 167-73

12   Spitzer WO, Dobson AJ, et al., Hall J (1981) Measuring the quality of life of cancer patients - A concise QL-Index for use by physicians. J Chron Dis 34: 585-97

13   Rohde H, Rau E, Gebbensleben B (1984) Ergebnisse der Bestimmung des Lebensqualitätsindex nach Spitzer in der multizentrischen Magenkarzinom TNM-Studie. In: Rohde H, Troidl H (Hrsg) Das Magenkarzinom. Thieme, Stuttgart: 63-74

14   Karnofsky DA, Burchenal JH (1949) The clinical evaluation of chemotherapeutic agents in cancer. In: McLeod CM (ed) Evaluation of chemotherapeutic agents. Columbia University Press, New York

15   Stützer H (1993) Die Analyse von Längsschnittdaten zur Lebensqualität am Beispiel der TNM-Validierungsstudie für das Magenkarzinom. Medizinische Dissertation, Universität Köln

16   Kind P, Rosser R, Williams A (1982) Valuation of quality of life. Some psychometric evidence. In: Jones-Lee MW (ed) The value of life and safety. Amsterdam: 159-70

17   The EuroQol-Group (1990): EuroQol - a new facility for the measurement of health-related quality of life. Health Policy 16: 199-208

18   Nagel E, Niechzial M, et al., Pichlmayr R (1994) Ökonomische Aspekte der Transplantationschirurgie. In: Neugebauer E, Troidl H (Hrsg) Effektivität und Ökonomie chirurgischen Handelns. Thieme, Stuttgart: 135-40

19 Hentze J, Kehres E (1993) Kosten- und Leistungsrechnung in Krankenhäusern. Köln: 121

20 Rice DP, Cooper BS (1967) The economic value of human life. Am J Public Health 57: 1954-66

21 Wolfslast J (1968) Cost-Benefit-Analyse im Gesundheitswesen. Hamburg

22 Ärztekammer Niedersachsen (1991) Verfahrensgrundsätze der Ethik-Kommission der Ärztekammer Niedersachsen. Niedersächsisches Ärzteblatt Sonderheft 9: 151

23 Kramer MS (1988): Observational Cohort Studies; In Kramer MS (Hrsg) Clinical Epidemiology and Biostatistics. Springer, Berlin, Heidelberg, New York: 58-77

Indikation und Bedarf

Nierentransplantationen

Zahlen zur Behandlung der terminalen Niereninsuffizienz

Nach Angaben der European Dialysis and Transplant Association (EDTA)[1] waren zum 31.12.1992 in der Bundesrepublik Deutschland 20.478 Patienten aufgrund eines endgültigen Versagens der Nierenfunktion in Dialysebehandlung: 17.894 in den alten Bundesländern und 2.584 in den neuen Bundesländern. 5.869 bzw. 1.104 Patienten hatten ein funktionierendes Transplantat. Dies ergab eine Gesamtprävalenz von 38,7 bzw. 22 Fällen/100.000 Einwohner[i].

Die Zahl der 1992 neu zur Dialysebehandlung aufgenommenen Patienten (Inzidenz) betrug auf dieser Basis 4.627 für die alten (75,4/Mio.Ew.) und 930 für die neuen (55,7/Mio.Ew.) Bundesländer. In Schweden wurde 1990 pro 1 Mio. Einwohner bei 90 Patienten eine Dialysebehandlung aufgenommen[2]. Schon daran war zu erkennen, daß die Entwicklungen in der Nierenersatztherapie einer großen Dynamik unterliegen, und ihre künftige Bedeutung im Gesundheitsversorgungssystem einer genaueren Schätzung bedurfte.

Ein vom Bundesministerium für Gesundheit gefördertes Programm zur Qualitätssicherung in der Nierenersatztherapie, das sich u.a. auch mit dem Aufbau eines nationalen Registers befaßt, hat nach einer Befragung von 858 in der Bundesrepublik erfaßten Dialysezentren bei einem Rücklauf von 93,4% eine Zahl von 42.952 (Ende 1996) in Behandlung befindlicher Patienten erfaßt[3]. Dies entspricht einer Prävalenz von 524/Mio.Ew., einer Zahl die den für die USA veröffentlichten Prä-

---

[i] Da es in Deutschland bis 1994 weder ein nationales Register zur Erfassung der Nierenersatztherapie noch eine Meldepflicht für das EDTA-Register gab, beruhten diese Zahlen auf einer nicht-repräsentativen Auswahl von 64% der Zentren (mit z.T. sehr unterschiedlichen Fallzahlen), die einerseits der EDTA bekannt sind und andererseits den Fragebogen ausgefüllt zurückgesandt haben. Der Rücklauf ist zwischen 1992 und 1994 von 67% auf etwa 40% der erfaßten Zentren gefallen.

valenzdaten (654/Mio.Ew.)[4] näher kommt. Die Inzidenz der Neuaufnahmen in die Nierenersatztherapie lag 1996 bei 12.406 Patienten, entsprechend einer bevölkerungsbezogenen Inzidenz von 156/Mio. Einwohner.

Bedarfsschätzung für Nierentransplantationen

Die Indikation zur Nierentransplantation wird einheitlich dann gestellt, wenn eine dialysepflichtige Niereninsuffizienz gleich welcher Ursache vorliegt[5]. Relative Kontraindikationen werden von den einzelnen Transplantationszentren unterschiedlich gehandhabt. Dies führt zu Verzerrungen in der Patientenstruktur (*selection bias*) auf den Wartelisten, die bei einer vergleichenden Ergebnisanalyse berücksichtigt werden müssen. Im Hinblick auf eine Bedarfsanalyse läßt sich zusammenfassend folgendes festhalten:

- In Deutschland sind derzeit etwa 40.000 Patienten in über 850 Zentren und Praxen in Dialysebehandlung. Dies entspricht einer Prävalenz von 52,4 pro 100.000 Einwohner (USA: 65 pro 100.000 Einwohner).
- Die Inzidenz der Nierenersatztherapie lag 1993 bei ca. 8.000 Patienten, 1996 bei 12.406 Fällen (15,6 pro 100.000 Einwohner). Diese Steigerung war vor allem durch den Nachholbedarf in den neuen Bundesländern begründet.
- Unter Berücksichtigung absoluter Kontraindikationen und einer Altersgrenze von etwa 70 Jahren, sind 40-50% aller Dialysepatienten für eine Transplantation geeignet. Daraus folgt ein jährlicher Bedarf von mindestens 4.000 Nierentransplantationen – dabei bleibt der Wartelistenbestand von derzeit etwa 8.000 Patienten noch unberücksichtigt.
- 1997 wurden in der Bundesrepublik 2.249 Nierentransplantationen durchgeführt, davon 284 (12,6%) in den Transplantationszentren Hannover und Hannoversch-Münden.

Im Vergleich mit einer Dialysetherapie läßt sich die Überlegenheit der Nierentransplantation im Hinblick auf Effektvität und Effizienz klar belegen (s.u.). Dennoch ist eine Rationierung der Maßnahme notwendig, die hier nicht durch fehlende materielle Ressourcen begründet ist. Deutlich wird dabei der Einfluß kultureller und politischer Rahmenbedigungen. Wichtige Voraussetzungen für Veränderungen konnten durch eine klare juristische Regelung der postmortalen Organspende geschaffen werden. Daß in anderen europäischen Ländern vor allem die Lebendspende unter Verwandten, Angehörigen und Lebenspartnern eine große Bedeutung gewonnen hat, zeigt beispielhaft, daß die Diskussion um die Allokation von Ressourcen im Gesundheitswesen nicht nur auf der medizinischen und der ökonomischen Ebene geführt werden kann.

Indikation und Bedarf bei Lebertransplantationen

Prävalenz und Inzidenz des terminalen Leberversagens aufgrund akuter und chronischer Lebererkrankungen wurden auf der Grundlage der Daten des Statistischen Bundesamtes (Morbiditäts- und Mortalitätsstatistik) und einer Literaturanalyse geschätzt. Abhängig von ein- und ausgrenzenden Indikationskriterien (Ergebnisse der Experteninterviews) wurde eine Akzeptanzrate angenommen und daraus der Bedarf an Lebertransplantationen für einzelne Krankheitsgruppen errechnet. Dabei sei noch einmal betont, daß auf international akzeptierte Standards im Sinne von Indikationsregeln für die Lebertransplantation nicht zurückgegriffen werden kann.

Epidemiologische Grundlagen

Mortalitätsstatistik. Die Mortalität bei der Krankheitsgruppe der chronischen Leberkrankheiten war seit den 50er Jahren stark angestiegen und in den 80er Jahren stabil geblieben. Im wesentlichen beruhte dies auf einer Steigerung der Diagnoseinzidenz, d.h. nicht immer repräsentieren diese Zahlen einen Anstieg der wirklich vorhandenen Erkrankungen sondern nur eine Zunahme der Diagnosehäufigkeit bei verbesserten diagnostischen Möglichkeiten und damit verbunden einer größeren diagnostischen Präzision. Daher kam es dann auch zu einer Senkung der Sterblichkeitsraten dadurch, daß weniger schwere Krankheitsfälle bereits klinischer Behandlung zugeführt wurden.

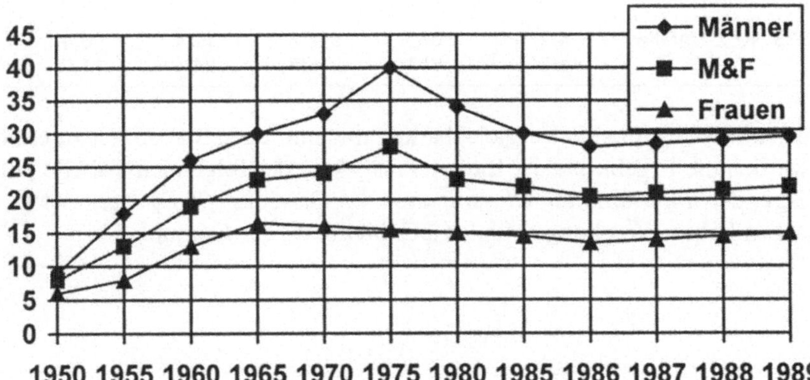

Abb. 1: Todesfälle durch Leberzirrhose, BRD 1950-1989

1996 wurden in der Todesursachenstatistik des Statistischen Bundesamtes für die alten Bundesländer 13.764 Todesfälle unter der ICD-Nr. 571 registriert, in den neuen Bundesländern betrug die Zahl 5.438. Daraus ergab sich eine Gesamtmortalität von 19.202 Fällen. Davon starben 90% an einer Leberzirrhose.

Männer zwischen 25 und 50 Jahren gelten als Hauptrisikogruppe, das Verhältnis weiblich/männlich bewegt sich zwischen 1:1,5 und 1:3. Die Leberzirrhose als gemeinsame Endstrecke der unterschiedlichen chronischen Lebererkrankungen hat sich bei Männern und Frauen zu einem bedeutenden Mortalitätsrisiko (3. bzw. 4. Stelle im 10-Jahres-Mortalitätsrisiko der Bevölkerung über 42 Jahre) und damit zu einem bedeutenden Gesundheitsproblem in Deutschland entwickelt.

Das primäre Leberzellkarzinom (HCC), das in der ICD-Klassifikation einer anderen Gruppe zugeordnet ist (ICD-9 Nr.155), bleibt dabei noch unberücksichtigt (geschätzte Inzidenz ca. 4.800 Neuerkrankungen/Jahr).

Es dominiert die Ätiologie Alkohol: 50-75% aller chronischen Lebererkrankungen sind darauf zurückzuführen. Es folgen die Virushepatitiden mit 25% und die Primär Biliäre Zirrhose mit 5-10%.

Tabelle 1. Sterbefälle nach ausgewählten Todesursachen 1996 in Deutschland (getrennt nach alten und neuen Bundesländern)

ICD-Nr.	Todes-ursache	Davon männl.	Davon weiblich	Insgesamt	davon je 15-45	100.000 45-65	Ew. der >65
Alle	Alte BL	326.925	382.407	708.332	99	675	5.391
	Neue BL	81.175	93.354	174.511	141	818	5.787
250	Diabetes	6.895	11.966	18.861	0,9	13,5	156,7
	mellitus	1.688	3.391	5.079	1,3	17,6	188,4
410	Herzinfarkt	36.400	29.5851	65.985	3,8	69,9	510,4
		10.941	8.280	19.221	6,5	110,7	632,8
571	Leber-	8.838	4.926	13.764	4,8	39,1	56,5
	zirrhose	3.885	1.553	5.438	15,9	74,9	62,0
E 810-825	KFZ-Unfälle	4.275	1.683	5.913	12,4	6,4	10,1
		1.811	614	2.425	24,4	11,0	11,6

Literaturanalyse. Um eine Vergleichbarkeit mit amtlichen Statistiken zu ermöglichen, wurden die Ergebnisse der Literaturanalyse in der folgenden Tabelle auf der Grundlage der *International Classification of Diseases (ICD)* dargestellt. Die chronischen Lebererkrankungen finden sich hier unter der Nummer 571:

Tabelle 2. Diagnoseschlüssel ICD-9, Ziffer 571.-: Chronische Leberkrankheit und -zirrhose

ICD-Nr	Diagnose	Prävalenz (x1.000)
571.0	Alkoholische Fettleber	750-1.000
571.1	Akute alkoholische Hepatitis	300-450
571.2	Alkoholische Leberzirrhose	150-300
572.3	N.n.bez. alkoholischer Leberschaden	
572.4	Chronische Hepatitis (aggressive, aktive, persistente, rezidivierende, o.n.A.) darunter Virushepatitis B und C	100-200 (50-150)
571.5	Leberzirrhose o.A.v. Alkohol (kryptogenetische, makro-, mikronoduläre, postnekrotische, septale, portale, o.n.A.), darunter posthepatitische Leberzirrhose	30-60 (20-50)
571.6	Biliäre Zirrhose (primäre, sekundäre, chronische nichteitirige destruktive Cholangitis)	4-8
571.8	Sonstige chronische nichtalkoholische Leberkrankheiten	250-500
571.9	N.n.bez. chronische Leberkrankheit, o.A.v. Alkohol	Keine Angaben
	Chronische Lebererkrankungen insgesamt	1,5-2,5 Mio

Analyse der Indikationsregeln

Die Entscheidungskriterien bei der Indikation zur Lebertransplantation wurden auf der Grundlage eines Konsensuspapiers der Tagung europäischer Transplantationszentren vom 22. und 23. Juni 1993 in Paris und der Ergebnisse von Experteninterviews, geführt mit den für die Indikation verantwortlichen Internisten (Gastroenterologen) und Transplantationschirurgen der Zentren Hannover, Berlin, Hamburg und Heidelberg. Ein Leitfaden für die Interviews wurde auf der Grundlage des o.g. Konsensuspapiers ausgearbeitet.

Konsensuskonferenz. Ziel einer Konsensuskonferenz europäischer Transplantationszentren (22. und 23. Juni 1993 in Paris) war es, Indikationsrichtlinien auf europäischer Ebene auszuarbeiten, um das therapeutische Potential der Lebertransplantation als einer begrenzten Behandlungsmöglichkeit terminaler Lebererkrankungen besser ausschöpfen zu können. Dem Stand der Diskussion entspechend stellt das Papier einen Minimalkonsens dar. Es bestimmt Leitlinien der Indikationsstellung für die häufigsten Lebererkrankungen und beschäftigt sich nicht mit seltenen Indikationen (z.B. bei Budd-Chiari-Syndrom, Alpha-1-Antitrypsinmangel, Morbus Wilson, Hämochromatose, Karoli-Syndrom, Zystenleber etc..).

Allgemeine Empfehlungen wurden zu folgenden Problemen und Fragestellungen erarbeitet:

- Die Zahl der Lebertransplantationszentren sollte begrenzt bleiben, um sicherzustellen, daß jedem Patienten eine standardisierte und aktuellen Anforderungen entsprechende Behandlung angeboten werden kann.
- Die Versorgungsqualität, die Indikation und die Ergebnisse müssen langfristig beobachtet, verglichen und bewertet werden (Evaluation), um die Indikationkriterien anpassen und weiterentwickeln zu können.
- Die Indikation bei Erkrankungen, die eine geringe Chance für ein Langzeitüberleben haben, muß eingeschränkt werden (z.B. Lebertransplantation bei HBV-DNA pos. Patienten nur, wenn eine entsprechende Begleitbehandlung durchgeführt wird).

Die Konferenz hat sich auch mit den ethischen Problemen der Lebertransplantationen befaßt, die kein Äquivalent in anderen medizinischen Bereichen haben. Die Gründe dafür liegen

- im *Organmangel*, der immer dringlicher wird, weil der medizinische Fortschritt zu einer steigenden Nachfrage geführt hat, und
- im Fehlen alternativer Behandlungsmöglichkeiten.

Ärzte im Bereich der Transplantationsmedizin werden mit zunehmend schwierigen Entscheidungen bei der Patientenselektion konfrontiert. Darum wird es für dringend notwendig erachtet, Indikationsrichtlinien zu entwickeln und zu bewerten. Diese Indikationskriterien müssen vereinbar sein mit den Grundsätzen der medizinischen Ethik ebenso wie mit den Rechten und Freiheiten des Einzelnen.

Dabei, so wird ausgeführt, darf die Indikation nicht nur auf die Diagnose der Grunderkrankung beschränkt bleiben, sondern muß die wirkliche Notwendigkeit einer Lebertransplantation für den Patienten verdeutlichen. Wegen der begrenzten Anzahl von Spenderorganen sollten, nach Ansicht der Konferenzteilnehmer, die Patienten favorisiert werden, die den größten Nutzen aus der Transplantation ziehen können. Zwei Problembereiche ergeben sich aus diesem Grundsatz:

- Eine Verschiebung der Indikation zu elektiven Zeitpunkten;
- Die Notwendigkeit einer normativen Bewertung individueller, persönlicher Eigenschaften eines Patienten.

Leitlinien wurden anhand von vier Fragestellungen entwickelt:

- Welches sind absolute und relative Kontraindikation zur Lebertransplantation, unabhängig von der jeweiligen Lebererkrankung selbst?
- Für welche Erkrankungen ist die Indikation zur Transplantation eindeutig?
- Für welche Erkrankungen ist die Indikation umstritten?

Kontraindikationen. Mit den Fortschritten in der Operationstechnik ist die Anzahl der Kontraindikationen geringer geworden. Als *absolute Kontraindikationen* gelten zusätzliche und bösartige Erkrankungen mit einer infausten Prognose:

- Fehlfunktionen von Herz, Lunge (ausgenommen der Fälle, in denen eine Mehrorgantransplantation vorgesehen ist);
- Nicht kontrollierbare kongenitale oder erworbene Immunerkrankungen (AIDS);
- Infektionen, die nicht mit einer antibiotischen Therapie zu kontrollieren sind (Pneumonie, Sepsis);
- sekundäre Lebertumoren (Metastasen bei colorektalen Tumoren, Magenkarzinom und Brustkrebs);
- primäre Tumoren der Leber und der Gallenwege mit extrahepatischer Manifestation.

Relative Kontraindikationen ergeben sich aus folgenden Gesichtspunkten:

- Hohes Alter - allein keine Kontraindikation, bei älteren Patienten ist jedoch der Allgemeinzustand sorgfältig in die Indikationsstellung mit einzubeziehen.
- Die psychische Stabilität und das soziale Umfeld des Patienten – Sie repräsentieren wichtige Faktoren, die das Einverständnis mit der Behandlung und die Mitarbeit (*compliance*) gewährleisten können und damit eine wichtige Voraussetzungen für den langfristigen Erfolg darstellen.

Problematisch erscheint die adäquate (objektive) Bewertung dieser relativen Kontraindikationen, die z.T. auch einen normativen Charakter haben.

Eindeutige Indikationen. Erkrankungen mit eindeutiger Indikation zur Lebertransplantation sind all jene, bei denen eine hohe Überlebensrate mit einer geringen Komplikationsrate, die auch die mittlere Überlebenszeit nicht nachhaltig beeinflußt, und eine gute Lebensqualität für die Patienten nachgewiesen sind. Das Hauptproblem ist hier, den optimalen Zeitpunkt für den Eingriff zu bestimmen.

Primär biliäre Cirrhose (PBC). Vorwiegend sind Frauen im Alter von 40-60 Jahren betroffen. Die 5-Jahres-Überlebensrate nach Lebertransplantation liegt bei 80-90%. Der Eingriff ist nicht immer kurativ, die immunologische Manifestation der PBC besteht fort, beeinträchtigt aber nicht die mittlere Überlebenszeit des neuen Organs. Die Patienten gewinnen an Lebensqualität, weil Gelbsucht, Juckreiz und Müdigkeit sie nicht mehr beeinträchtigen. Kriterien zur Transplantation bei der PBC sind: Bilirubinanstieg über 100-150 µmol/l, unkontrollierbar wiederkehrende gastrointestinale Blutungen als Folge der portalen Hypertension, starker Pruritus und Energielosigkeit; diese Kriterien haben auch prognostischen Charakter.

Primär sklerosierende Cholangitis (PSC). Die PSC ist eine seltene Erkrankung der Gallenwege, die vorwiegend bei jungen Männern auftritt, häufig in Kombination mit anderen *Autoimmunkrankheiten* (Colitis ulcerosa).

Sie führt zu immer wiederkehrenden Entzündungen der Gallenwege mit Stenosen, die nur bedingt operativ saniert werden können. Häufige Voroperationen erschweren außerdem die spätere Transplantation.

Die 5-Jahres Überlebensrate nach Lebertransplantation liegt bei der PSC bei 75-80%. Die Transplantation ist indiziert bei anhaltendem Ikterus, rezidivierenden Entzündungen der Gallenwege, die schlecht mit Antibiotika zu behandeln sind und bei Zirrhose. Wegen des schwer einzuschätzenden Risikos der Entstehung eines Gallenwegskarzinoms, besteht die Tendenz, frühzeitig zu transplantieren.

Akute und subakute Hepatitis. Die Spontanprognose einer Hepatitis-B-Virus-Infektion (HBV mit oder ohne Delta-Virus) mit akutem oder subakutem Leberversagen ist sehr schlecht: Nur 10-20% der Patienten erreichen eine volle Wiederherstellung unter konservativer Behandlung. Bei der fulminanten Virus-A-Hepatitis und der toxischen Hepatitis (z.B. nach Paracetamol-Vergiftung) liegt die Mortalitätsrate bei 40-50%. Die 1-Jahres-Überlebensraten nach Lebertransplantation bei akutem Leberversagen werden mit 60-80% angegeben. Die Indikation zur Transplantation basiert auf:

- Der Beobachtung der Gerinnungsfaktoren (Absinken des Faktor 5-Levels und/oder Anstieg der Prothrombinzeit);
- Dem Alter des Patienten und der Ursache der Hepatitis (Assoziation mit Drogenabusus?);
- Der Zeit zwischen Beginn der Erkrankung und dem Auftreten einer Enzephalopathie (hepatisches Koma);
- Dem Serum-Bilirubinspiegel.

Kein Konsens konnte wurde darüber erzielt, wie die einzelnen Kriterien berücksichtigt werden sollen, wenn es um eine Notfallsituation geht. Alternative Behandlungsmöglichkeiten, Formen des künstlichen Leberersatzes, auch um die Zeit zu einer Lebertransplantation zu überbrücken, sind noch in der Erprobung. Relativ häufig wird hier das Verfahren der *auxiliären Lebertransplantation* eingesetzt.

Kontroverse Indikationen

Zirrhose bei chronischer Virushepatitis. Die Indikation zur Lebertransplantation bei viraler Hepatitis B und Hepatitis C basiert auf folgenden Kriterien:

- Fortgeschrittene hepatische Zirrhose;
- Nicht behandelbarer Aszites und spontane bakterielle Peritonitis;
- Wiederkehrende gastrointestinale Blutungen (portale Hypertension).

Problematisch ist die Langzeitentwicklung bei einer Reinfektion. Prävention und Behandlung der Reinfektion sind daher in Zukunft ebenso wichtig wie die der Primärfektion selbst. Möglichkeiten der antiviralen Therapie vor und nach Lebertransplantation müssen untersucht und weiterentwickelt werden.

Die chronische HBV-Infektion ist eine häufige Ursache der Leberzirrhose. Die Spontanprognose ist schwer zu beurteilen, weil die Erkrankung in Schüben verläuft (je nach dem Grad der Virusaktivität) und die Zirrhose fortschreitet. Die Indikation zur Lebertransplantation wird kontrovers diskutiert, weil fast alle Patienten, bei denen zum Zeitpunkt der Lebertransplantation HBV-DNA im Serum nachweisbar ist (PCR positiv), eine Transplantathepatitis durch Reinfektion entwickeln. Ohne nachweisbare Virusreplikation (PCR negativ) ist dieses Risiko sehr viel geringer. Die Erkrankung kann wieder chronisch werden, häufiger aber führt sie zum akuten Transplantatversagen oder zu einer sich rasch entwickelnden Zirrhose. Die 1-Jahres-Überlebensrate bei diesen Patienten liegt bei 50-60%. Die 2-Jahres-Überlebensrate bei Patienten mit Immunprophylaxe nach Transplantation (anti-HBs-Immunglobuline) liegt bei 70%.

Einige Kliniken halten die Transplantation bei HBV-Infektionen daher für kontraindiziert. Konsens wurde erreicht bezüglich der folgenden Punkte: Patienten ohne eine aktive HBV-Replikation können transplantiert werden, wenn sie anschließend eine Anti-HBs-Immunprophylaxe erhalten, deren Dauer heute noch nicht eindeutig bestimmbar ist. Patienten mit HBV-Replikation (HBV-DNA pos. in der PCR) sollten derzeit nicht transplantiert werden. Verfahren, die einer Infektion des Spenderorgans vorbeugen können (Nucleosid-Analoga) befinden sich in der klinischen Erprobung. Kein Konsens wurde darüber erzielt, ob bei einer schweren HBV-Reinfektion eine weitere Transplantation gerechtfertigt ist.

Ähnlich wie bei der HBV-Infektion allein besteht bei der Superinfektion mit dem Delta-Virus (HDV) ein Risiko des Fortbestehens der Infektion bzw. der Reinfektion. Es liegt bei 15%, wenn die Patienten eine Langzeitprophylaxe mit Anti-HBs-Immunglobulin erhalten. Die 2-Jahres-Überlebensrate nach Transplantation werden in dieser Gruppe mit 80-90% angegeben.

Bei der chronischen Hepatitis-C bleibt die Infektion bei etwa 75% der Patienten auch nach Lebertransplantation manifest[6,7]. Die Hälfte dieser Patienten entwickelt auch eine chronische Hepatitis, die aber, abhängig vom Genotyp des Virus, im Gegensatz zur Reinfektion mit HBV weniger dramatisch verläuft. Die 2-Jahres-Überlebensrate bei diesen Patienten liegt bei 70-80%. Die Langzeitprognose bei HCV-Infektionen nach Lebertransplantation ist noch unbekannt. Ein effektiver Weg, die Infektion des transplantierten Organs zu verhindern, ist noch nicht gefunden worden. Auf der Basis der zur Verfügung stehenden Daten stellt die HCV-Infektion als solche keine Kontraindikation zur Lebertransplantation dar.

Alkoholtoxische Leberzirrhose. Die alkoholbedingte Zirrhose ist die häufigste Lebererkrankung in Europa, sie führt aber nur in einem kleinen (tendenziell aber zunehmenden) Teil der Fälle zur Lebertransplantation (5-20%). Dafür gibt es mehrere Gründe:

- Auch wenn der Alkoholismus keine absolute Kontraindikation darstellt, sind doch viele Ärzte und Transplantationslinien eher abgeneigt, diese Patienten zu behandeln.
- Alkoholismus ist oft mit anderen schweren Begleiterkrankungen verbunden, die durch eine Lebertransplantation nicht geheilt oder gebessert werden können (Polyneuropathie und ZNS-Syndrome).

- Die *compliance* ist bei vielen dieser Patienten so eingeschränkt, daß die kontinuierliche Einnahme der immunsuppressiv wirksamen Medikamente nach der Transplantation nicht gewährleistet werden kann.
- Die Spontanprognose der Alkoholzirrhose ist schwer zu bestimmen. Bei absoluter Alkoholkarenz kann sich der Gesundheitszustand soweit verbessern, daß eine Transplantation nicht mehr notwendig ist.

Das Risiko des alkoholischen Rückfalls steht in Relation zur Dauer der Abstinenz vor Lebertransplantation. Dennoch gibt keinen Konsens darüber, wie lange die Periode der Alkoholabstinenz vor der Lebertransplantation sein sollte. In der Regel werden 3-6 Monate gefordert, in einigen Zentren auch ein längerer Zeitraum. Die akute alkoholische Fettleberhepatitis stellt eine spezielle Situation dar, in der eine Lebertransplantation, unabhängig vom Status der Abstinenz, notwendig sein kann. Die 2-Jahres-Überlebensrate nach Lebertransplantation liegt hier bei 65-80%. Die Lebertransplantation sollte den Patienten vorbehalten bleiben, deren Lebererkrankung trotz gesicherter Alkoholabstinenz fortschreitet.

Hepatozelluläres Karzinom (HCC). In den frühen Tagen der Lebertransplantation war das primäre Leberzellkarzinom, meist auf dem Boden einer zirrhotischen Leber entstanden, häufig Anlaß für eine Transplantation, wenn es nicht möglich war, den Tumor durch eine partielle Leberresektion zu entfernen. Die extrahepatische Ausbreitung des Tumors hat sich aber als limitierender Faktor erwiesen, so daß eine 3-Jahres-Überlebensrate nur von etwa 30% bei diesen Patienten erreicht wird.

Das Risiko eines Tumorrezidivs bzw. einer extrahepatischen Manifestation ist sehr groß, wenn multiple Herde des HCC mit einem Durchmesser von mehr als 3 cm vorliegen und/oder wenn Lymphknoten befallen sind. Kann der Tumor erst bei der histopathologischen Untersuchung einer explantierten Leber entdeckt werden (sog. inzidentelles HCC) oder messen einzelne Herde weniger als 3 cm im Durchmesser, scheint das Risiko eher gering.

Die Indikation zur Lebertransplantation bei diesen Patienten erscheint vor diesem Hintergrund problematisch. Der Langzeiterfolg ist unsicher, insbesondere bei Patienten mit großen Tumoren und multiplen Herden. Auch wenn in Einzelfällen gute Resultate erzielt werden, müssen adjuvante Behandlungskonzepte, z.B. die Chemoembolisation, um ein Tumorwachstum während der Wartezeit zu verhindern, erprobt und evaluiert werden. Bei sehr langsam wachsenden Tumoren und bei neuroendokrinen Tumoren kann eine Lebertransplantation u.U. sinnvoll sein[8].

Experteninterviews. Die wesentlichen Aussagen der Experteninterviews wurden nach Themen gruppiert und in einer kurzen Übersicht inhaltlich zusammengefaßt. Die Ergebnisse veranschaulichen die aktuelle Praxis der Indikationsstellung zur Lebertransplantation bei erwachsenen Patienten. Nach den Zahlen des European Liver Transplant Registry waren die befragten Ärzte für die Indikationsstellung bei 480 (63%) der 762 in Deutschland im Jahre 1997 durchgeführten Lebertransplantationen verantwortlich.

Allgemeine Therapieziele. Kann die Indikation zu Lebertransplantation elektiv gestellt werden, so stehen heute zwei Therapieziele im Vordergund: Verlängerung der Überlebenszeit und Verbesserung der Lebensqualität. Dies entspricht der historischen Entwicklung. Als die Lebertransplantation noch *ultima ratio-Therapie* war, ging es zuallererst um die Verlängerung der Lebenszeit. Mit den guten Ergebnissen, die heute durch verbesserte Operationstechniken und Immunsuppression erzielt werden können, hat sich die Frage hinzugesellt, welche Qualität das Leben nach einer Transplantation hat. Auch das Ziel einer Wiederherstellung der Erwerbsfähigkeit ist Ausdruck einer Konsolidierung der Lebertransplantation als Behandlungsoption.

Dies entspricht einer aktuellen Entwicklung in der gesamten Medizin, die das Ergebnis einer Behandlung auch aus der Perspektive des Patienten betrachtet und nicht allein medizinische Wirksamkeit gelten läßt. Gleichermaßen werden ökonomische Kriterien bei der Therapiebewertung berücksichtigt.

Speziell für den Bereich der Organtransplantation begründen der große finanzielle Aufwand, den die Gemeinschaft der Versicherten für die einzelne Transplantation und die Vorhaltung der notwendigen Infrastruktur erbringt, und die Situation des *Organmangel*s, die Forderung nach einem *optimalen Ressourceneinsatz*. Dieser Wandel in der Schwerpunktsetzung, der nicht von allen Interviewpartnern gleichermaßen vollzogen wird, hat natürlich auch Auswirkungen auf die Indikationsstellung - tendenziell wird damit der Transplantation zu einem frühen Zeitpunkt und dem Ausschluß bestimmter Erkrankungen bzw. Krankheitsstadien Vorschub geleistet.

Wird diese Entwicklung nicht akzeptiert, so sind im Hinblick auf das Überleben und die Verbesserung der Lebensqualität Abstufungen in Abhängigkeit von der Grunderkrankung, dem Krankheitsstadium zum Zeitpunkt der Transplantation und dem Verlauf nach der Transplantation (Komplikationen) erforderlich. Auch die Wiedereingliederung in das Arbeitsleben wird in diesem Fall nicht als Therapieziel in den Vordergrund gestellt.

Absolute und relative Kontraindikationen. Kontraindikationen beziehen sich i.d.R. auf die Prognose, d.h. den erwarteten Behandlungserfolg im Verhältnis zu dem behandlungsgebundenen Risiko für den Patienten (aber auch für einen "Verlust" des Transplantats). Berücksichtigt werden hierbei vor allem:

- das Zirrhosestadium (Child C)
- schwere Begleiterkrankungen (z.B. ausgeprägte Herzinsuffizienz, Infektionen)
- Tumoren - extrahepatische Manifestationen, Größe, Anzahl der Leberherde

Die Übergänge von absoluten zu relativen Kontraindikationen sind fließend. Absolut kontraindiziert ist eine Transplantation bei schweren Allgemeinnfektionen (Sepsis), bei extrahepatischen Manifestationen eines Leberzellkarzinoms aber auch allen sonstigen bösartigen Neubildungen sowie bei schweren Begleiterkrankungen wie z.B. einer ausgeprägten Herzinsuffizienz, bei welcher der betreffende Patient den Eingriff (nach ärztlichem Ermessen) nicht überleben würde.

Auch ein extrem weit fortgeschrittenes Zirrhosestadium kann eine Kontraindikation darstellen, wenn auch die Grenzen hier sicherlich schwer zu ziehen sind und eine sorgfältige Riskoabwägung notwendig ist. Dabei wird ein Dilemma der Indikationsstellung deutlich: späte Stadien der Leberzirrhose sind durch einen unregelmäßigen und schwer prognostizierbaren Krankheitsverlauf gekennzeichnet. Hier können sich bei einer durchschnittlichen Wartezeit von drei bis sechs Monaten Probleme ergeben, die den Erfolg der geplanten Transplantation in Frage stellen. Einen solchen Patienten aber konsequent auszuschließen, fällt schwer. Auch bei HIV infizierten Patienten wird der Ausschluß mit der Prognose begründet.

Eine besondere Aufmerksamkeit wurde der Frage gewidmet, ob es eine obere Altersgrenze für Organempfänger gebe. Maßgeblich sei das biologische Alter, es wird aber eine Obergrenze im kalendarischen Alter von 65 bis 70 Jahren, z.T. in Abhängigkeit von der Grunderkrankung, diskutiert. Als Begründungen dafür werden mit dem Alter zunehmende Risiken und damit verbunden eine hohe behandlunsgbedingte Mortalität sowie geringe körperliche Ressourcen für eine vollständige Rekonvaleszenz genannt und in der Aufklärungspraxis berücksichtuigt - d.h. Patienten werden zwar nicht direkt aufgrund ihres Alters abgelehnt, Grenzen und Risiken der Transplantation aber deutlicher hervorgehoben, als dies bei einem jüngeren Patienten geschieht. Auch das schon erwähnte Kriterium der Effizienz wird vor dem Hintergrund der mit der Transplantation verbundenen Kosten und des besonderen Problems der Organknappheit an dieser Stelle angeführt.

Indikationsrichtlinien bei häufigen Grunderkrankungen

Akutes Leberversagen. Beim akuten und subakuten Leberversagen wird die Indikation gestellt, wenn es sich nicht um eine Erkrankungen mit infauster Prognose handelt. Manche Zentren stellen deshalb das Leberversagen als Folge eines chirurgischen Eingriffs (nach Leberteilresektion) als Indikation in Frage, da es sich in der Regel um ein weit fortgeschrittenes Tumorleiden handelt. Die Indikation bei der fulminanten HBV-Infektion wird kontrovers diskutiert. Zur Indikation werden herangezogen: der Grad der Enzephalopathie (des hepatischen Komas), der S-Bilirubin-Spiegel als Parameter des Ausfalls der hepatischen Clearingfunktion und der Quick-Wert als Maß für die verbliebene Syntheseleistung. Einschränkend wird die Entwicklung von Hirndruckzeichen erwähnt, die ein Ausschlußkriterium darstellen. In einigen Zentren wird versucht, den Hirndruck durch Einlage eines Katheters zu regulieren.

Die Einschätzung, ob eine Lebertransplantation in der akuten Situation notwendig und sinnvoll erscheint, oder ob konservative Behandlung ausreichend ist, fällt im Einzelfall schwer. Wenn spontane Erholung unwahrscheinlich wird, bleibt die Transplantation die einzige lebensrettende Option. Diese Tatsache bestimmt die Bereitschaft der Transplantationsmediziner, vor allem bei sehr jungen Patienten, auch einen riskanten Eingriff zu wagen. In der Regel werden diese Fälle in große Zentren verlegt, so daß kleinere Zentren hierbei kaum Routine entwickeln können. Entscheidungsprobleme treten dann auf, wenn das (akute) Leberversagen Folge einer Intoxikation in suizidaler Absicht ist.

Alkoholtoxische Leberzirrhose. Alkoholmißbauch ist mit Abstand die häufigste Ursache für eine Leberzirrhose in Europa - Schätzungen reichen von 50 bis 80% aller Patienten. Zwischen der epidemiologischen Bedeutung der alkoholtoxischen Leberzirrhose und dem Anteil dieser Patienten an den durchgeführten Transplantationen besteht allerdings eine deutliche Diskrepanz: Von den bis Dezember 1992[i] im ELT-Register erfaßten Transplantationen wurden 4.698 (54,5%) aufgrund einer fortschreitenden Zirrhose indiziert, davon:

- 1.945 (41,4%) wegen posthepatitischer Zirrhose
- 1.007 (21,4%) wegen alkoholtoxischer Zirrhose
- 952 (20,2%) wegen primär bilärer Zirrhose und
- 544 (17%) wegen anderer Formen der Zirrhose.

Dies entspricht den in den Interviews genannten Anteilen mit Unterschieden zwischen einzelnen Zentren. Für diese Situation gibt es mehrere Gründe: Indikation heißt im Bereich der Organtransplantation auch Selektion; dies wird gerade bei Patienten mit alkoholbedingter Zirrhose besonders deutlich. Auch wenn die Indikation als solche nicht grundsätzlich in Frage gestellt wird, so bleiben doch unterschiedlich motivierte Bedenken. Während in einigen Zentren der USA inzwischen geradezu um diese Klientel geworben wird[9], erscheint der Rechtfertigungsdruck in Deutschland nach wie vor groß.

Zahlreiche Studien belegen aber, daß Patienten mit alkoholtoxischer Leberzirrhose, denen es gelingt, nach einer Transplantation abstinent zu bleiben (die Angaben schwanken zwischen 80 und 90% bei entsprechender Selektion), sehr gute Chancen haben, in ein normales Leben zurückzukehren'[10,11,12,13].

Immer wieder wird hervorgehoben, daß bei diesen Patienten wichtige persönliche Voraussetzungen, zusammengefaßt unter dem Begriff der *compliance*, fehlen. Die Auswahl finde deshalb bereits im Vorfeld (der Arztpraxis, dem peripheren Krankenhaus) statt: die meisten Patienten werden gar nicht erst zur Abklärung einer Transplantationsindikation vorgestellt. Auch die Prognose wird in Abhängigkeit von der Persönlichkeit und dem sozialen Umfeld der Patienten gesehen und bewertet. Zur Beurteilung werden Psychiater, Psychosomatiker oder Psychologen hinzugezogen. In den Zentren, in denen eine solche Zusammenarbeit nicht etabliert ist, scheint in diesen Fragen einige Unsicherheit zu bestehen.

Ein zentrales Thema der Indikationsstellung bei alkoholtoxischer Zirrhose ist die notwendige Abstinenzzeit. Hier gibt es strikte Haltungen, die eine bestimmte Abstinenzdauer fordern und andere, die sich "liberaler" geben. Die Forderung nach strikter Abstinenz führt nicht selten zu einer Erholung des Organs, so daß von einer Transplantation Abstand genommen werden kann. Kontrolle ist dabei genauso notwendig wie das Vertrauen. Ein vertrauensvolles Klima mit den behandelnden Ärzten zu schaffen, fällt sozial privilegierten Patienten leichter.

Wer seine Motivation überzeugend vertreten kann, dem werden gegebenenfalls auch die Konditionen im Hinblick auf die Abstinenzzeit gelockert. Die Bereit-

---

[i] European Liver Transplant Registry, up dating 31/12/1992, Hôpital Paul Brousse, Villejuif, France

schaft der Patienten, die zugrundeliegende Alkoholproblematik zu thematisieren scheint insgesamt aber recht begrenzt zu sein. Manchmal ist auch das diesbezügliche Erkenntnisinteresse der behandelnden Ärzte eher gering.

Zirrhose bei chronischer Virus-Hepatitis. Zirrhosen bei chronischen Infektionen mit den Hepatitisviren B und C sind der häufigste Anlaß für eine Lebertransplantation. Hauptproblempunkt bei der Indikationsstellung ist die schlechte Prognose der Patienten mit einer HBV-Infektion, bei denen eine virostatische Vorbehandlung nicht greift und HBV-DNA nachweisbar bleibt. In die Bewertung der dann zeitlich unbestimmbar notwendigen passiven Immunisierung mit Hyperimmunglobulin fließen auch Kostenargumente ein. Ob eine Retransplantation nach Transplantatversagen bei HBV-Reinfekt gerechtfertigt ist, bleibt umstritten.

Für die Zirrhose bei chronischer HCV-Infektion gelten andere Voraussetzungen. Obwohl es hier in nahezu allen Fällen zu einer Reinfektion des Transplantates kommt, wird die Ausbildung einer Transplantatzirrhose nur selten beobachtet. Allerdings fehlen noch systematische Auswertungen aller Langzeitverläufe. Eine hohe Virusreplikation sollte zum Zeitpunkt der Transplantation ausgeschlossen sein. Die übrigen Kriterien der Indikationsstellung unterscheiden sich nicht von denen bei anderen chronischen Leberkrankheiten mit Zirrhose. Manche Zentren streben eine Transplantation bereits im Stadium *Child B* an, um dem zeitabhängig zunehmenden Risiko der Entstehung eines hepatozellulären Karzinoms entgegenzuwirken.

Lebertumoren. Die klinische Erfahrung hat gezeigt, daß eine Verlängerung der Überlebenszeit nur in wenigen Fällen erreicht werden kann. Vor dem Hintergrund des Organmangels ist der Indikation zur Lebertransplantation bei diesen Patienten damit ein sehr enger Rahmen gesetzt.

Bei den hepatozellulären Karzinomen, deren chirurgische Resektion nicht möglich ist, wird als Kriterium ein maximaler Durchmesser von 5cm bei solitären Tumoren und von 3-4cm bei multifokalen Herden genannt (auf der Pariser Konsensuskonferenz wurde von einem maximalen Durchmesser von 3cm ausgegangen).

Diese Regel auch im Einzelfall zu vertreten, scheint trotz schlechter Erfahrungen sehr schwierig. Neue Indikationsrichtlinien ergeben sich aus interdisziplinären onkologischen Behandlungskonzepten (Chemoembolisation und adjuvante Chemotherapie). Unterschiedlich bewertet wird das Procedere bei Karzinomen der Gallenwege und Lebermetastasen eines neuroendokrinen Tumors. Andere sekundäre Lebertumoren (z.B. Metastasen colorektaler Karzinome) gelten als Ausschlußkriterium.

Primär biliäre Zirrhose (PBC). Die Indikation für eine Lebertransplantation bei Patientinnen mit PBC gilt als gesichert. Unterschiede zwischen den Zentren zeigen sich in der Bewertung der Indikationskriterien bei der Bestimmung des Transplantationszeitpunktes.

Primär sklerosierende Cholangitis (PSC). Ähnlich wie bei der PBC besteht eine klare Indikation zur Lebertransplantation, die vom klinischen Verlauf der Erkrankung (Häufigkeit der Cholangitisschübe) und deren Folgen (anhaltender Ikterus, Gewichtsverlust) abhängig gemacht wird. Trotz des schwer einschätzbaren Karzinomrisikos schon bei sehr jungen Patienten ist die frühe Transplantation nicht unumstritten.

Sonstige. Seltene Indikationen betreffen das Budd-Chiari-Syndrom, die kongenitale Zystenleber und Stoffwechselkrankheiten. Beim Budd-Chiari-Syndrom sind die Indikationskriterien zur Lebertransplantation relativ einheitlich: Dekompensation der Leberleistung, schwere Gerinnungsstörung, Anstieg des Bilirubins, Abfall des Quick-Wertes unter 30% und therapierefraktärer Aszites. Einige Zentren versuchen, den Transplantationszeitpunkt bei chronischem Krankheitsverlauf durch die Einlage eines TIPSS[i] hinauszuzögern. Andere räumen einer konservativen Behandlung wenig Chancen ein und transplantieren relativ schnell. Einschränkend wird von manchen Zentren die extrahepatische Ausdehnung der thrombotischen Veränderungen (Pfortader und V. cava) genannt.

Die zystische Degeneration von Niere und Leber ist eine sehr seltene kongenitale Erkrankung, die bei der Niere mit zunehmendem Alter häufig, bei der Leber nur selten zu einem Funktionsverlust führt. Die Leber kann aber trotz normaler Funktionswerte durch eine enorme Größen- und Gewichtszunahme (bis zu 20 kg) zu einer schweren Beeinträchtigung der Atmung und der Nahrungsaufnahme führen. Darin begründet sich auch die Besonderheit der Indikationsstellung bei dieser Erkrankung, von der ausschließlich Frauen betroffen sind: die Bestimmung des Transplantationszeitpunktes kann sich nicht an Funktionswerten orientieren sondern muß vor allem den Allgemeinzustand (z.B. Zeichen zunehmender Mangelernährung) und die Lebensqualität der Patientinnen berücksichtigen. Bei gleichzeitiger dialysepflichtiger Niereninsuffizienz ist eine kombinierte Organtransplantation anzustreben. Stoffwechselerkrankungen sind bei Erwachsenen extrem selten und stellen immer eine sehr individuelle Indikation dar. Relevant ist v.a. der M. Wilson, u.U. kann hier auch eine auxiliäre Transplantation vorgenommen werden.

Bestimmung des Transplantationszeitpunktes. Im Gegensatz etwa zu den auf eine Nierentransplantation Wartenden, die ihre fehlende Nierenleistung mit der Dialyse überbrücken können, ist dies für Patienten mit Leberversagen nicht möglich. Ein solcher Patient muß dann transplantiert werden, wenn der Spontanverlauf der Erkrankung keine Besserungstendenz zeigt, er aber noch über genügend körperliche Reserven verfügt, um die Operation und die Folgebehandlung überstehen zu können. Der Transplantationszeitpunkt ist für die verschiedenen Grunderkrankungen unterschiedlich, darüber hinaus divergieren aber auch die Ansichten über den richtigen Zeitpunkt.

---

[i] TIPSS = Trans-Jugulärer Porto-Systemischer Shunt

Bedeutung und Bewertung psychosozialer Bedingungen. Auch nicht-medizinische Kriterien, soweit sie einen Einfluß auf den Behandlungserfolg haben, werden in die Überlegungen bei der Indikation einbezogen. Nach einer Lebertransplantation ist eine längere Phase intensiver medizinischer Kontrollen notwendig. Hierzu muß zum einen am Wohnort eine geeignete medizinische Infrastruktur erreichbar sein, zum anderen muß der Patient in der Lage sein, selbstverantwortlich für die Einhaltung der Medikamenteneinnahme, die notwendige Hygiene und die klinischen Kontrollen (*follow-up*) Sorge zu tragen.

Von dem Kriterium einer nicht ausreichenden medizinischen Infrastruktur sind teilweise ausländische Patienten (*non-residents*) betroffen, während die anderen Bedingungen vorwiegend Patienten mit einer fortbestehenden Suchterkrankung (Ausnahme ist eine laufende Drogenersatztherapie) oder anderen psychiatrischen Auffälligkeiten ausschließen. Der Patient muß grundsätzlich seine Lage verstanden haben oder sich aktiv darum bemühen. Allerdings sind die hier aufgeführten Kriterien nicht eindeutig abgrenzbar und erhalten in den Interviews unterschiedliche Gewichtungen. Häufig ist ihnen ein mehr oder weniger reflektiertes Urteil über den Lebenswandel des Patienten immanent[i].

Einschätzung epidemiologischer Trends. Die Indikationsstellung zur Lebertransplantation ist ein Teil der Gesamtentwicklung des Gebietes mit seinen Forschungen und Fortschritten im Bereich der Operations- und Anästhesietechnik, der Immunsuppression, der Organkonservierung, der prä- und postoperativen Versorgung etc. Die gewonnenen Erfahrungen (Ergebnisanalyse) haben dazu geführt, daß für manche Grunderkrankungen und Erkrankungsstadien die Indikation erweitert werden konnte, während sie für andere eingeschränkt werden mußte. Entsprechend hat sich die "Indikationsphilosophie" bzw. die "Indikationspolitik" in den Zentren gewandelt.

Bedarfsschätzungen. Schätzungen für den konkreten Bedarf an Lebertransplantationen basieren auf der Prävalenz akuter und chronischer Lebererkrankungen und der Inzidenz eines mit dem Leben mittelfristig nicht mehr vereinbaren Organversagens. Abzüge von dieser Zahl gibt es durch die mit konservativen Methoden zu behandelnden Fälle sowie durch die Fälle, die aus anderen medizinischen Gründen nicht transplantabel sind (Kontraindikationen), oder auch solche Patienten, die

---

[i] Gerade die Indikation bei Suchtpatienten kann für den Arzt ein schwer zu lösendes Problem darstellen: trifft er z.B. auf einen alkoholisierten Patienten in der Notaufnahme mit einer starken Blutung als Folge einer tätlichen Auseinandersetzung, hat er diese adäquat zu versorgen. Er darf ihn nicht verbluten lassen, mit dem Hinweis darauf, daß er ja schon bald wieder mit diesem Problem auftauchen wird, o.ä. Als Arzt hat er in der akuten Situation nicht darüber zu befinden, ob dieser Patienten nun einen längerfristigen »Nutzen« von der Rettung haben, oder das Ergebnis durch fortgesetztes selbstschädigendes Verhalten schon bald wieder gefährden wird. Er hat auch nicht darüber zu befinden, ob der finanzielle Aufwand und sein persönliches Engagement sinnvoll oder gar gerechtfertigt erscheinen. Hier müssen standardisierte Indikationsregeln, orientiert am faktisch nachweisbaren Behandlungserfolg weiterhelfen.

keine Transplantation eines Spenderorganes wünschen. Die Zahlen dafür könnten nur einer differenzierten Erkrankungs- bzw. Sterbestatistik entnommen werden, die aber nicht zur Verfügung steht. Langfristige Prognosen zur Bedarfsentwicklung müßten darüber hinaus die o.g. Trends in der Prävention berücksichtigen und entsprechend in Abzug stellen.

Einen weiteren Aspekt stellt die Begrenzung verfügbarer Spenderorgane dar, die in der allgemeinen systematischen, wie auch der individuellen Indikationsstellung berücksichtigt werden muß. Der reale Bedarf bei Lebertransplantationen entspräche dann der Anzahl der Patienten, die die medizinisch-physiologischen und psychosozialen Indikationskriterien erfüllen und eine Lebertransplantation wünschen. Die Zahl der Neuvorstellungen und Anfragen in den Lebertransplantationszentren als Anhaltspunkt für den Bedarf zu nehmen ist unrealistisch.

Die Selektionsprozesse im medizinischen Vorfeld der Lebertransplantationsprogramme sind von der medizinischen und sozialen Kompetenz der behandelnden Ärzte und der betroffenen Patienten abhängig. Sie sind maßgeblich dafür, ob ein Patient überhaupt und ob er rechtzeitig in ein Lebertransplantationsprogramm aufgenommen werden kann.

Die Mitarbeit des Patienten ist außerdem ein wichtiger Faktor für ein gutes Ergebnis. In der Mitarbeitsfähigkeit haben sozial kompetente Patienten sicherlich einen Selektionsvorteil. Unter dem Druck des Organmangels gehen Transplantationsmediziner auch nicht an die Fachöffentlichkeit, um für eine Vorstellung von Patienten zu werben, die bestimmte Indikationskriterien erfüllen. Man läßt hier den Zufall walten, weil man nicht so vielen Patienten Hoffnungen auf eine Transplantation machen möchte, die man nachher mit Sicherheit nicht erfüllen kann. Rechenmodelle bleiben ohne reale Zahlen hypothetisch: entsprechend der ungenauen Anhaltsmöglichkeiten schwanken auch die Vorstellungen zum Bedarf an Lebertransplantation für Deutschland unter den Experten zwischen bereits erreichter Bedarfsdeckung (etwa 600 Transplantationen pro Jahr) und einem geschätzen Bedarf von 5.000-7.000 Lebertransplantation p.a.

Insgesamt scheinen die Indikationsbereiche für Lebertransplantation inzwischen weitgehend abgesteckt zu sein. Umfassende Forschungsbemühungen zielen zum einen darauf ab, die Lebertransplantation für bestimmte Diagnosegruppen überflüssig zu machen, zum anderen wird versucht, die Langzeitergebnisse nach Lebertransplantation zu verbessern. Darüber hinaus bestehen Bemühungen, die bestehende Organknappheit durch neue chirurgische Techniken (*split-liver*) zu überwinden, aber auch neue Anwendungsgebiete zu erschließen.

Für Bedarfsberechnungen in der Transplantationschirurgie wäre ein lineares Hochrechnen aktueller Inzidenzen für die einzelnen Grunderkrankungen nicht sinnvoll. Mögliche Fortschritte in der primären Prävention (z.B. Impfprogramme und Einschränkung des Alkoholmißbrauchs), in der konservativen medizinischen Behandlung sowie in der sekundären Prävention, aber auch gesundheitsökonomische Vorgaben sind für einen möglichen Rückgang des Bedarfs zu berücksichtigen. Die Erweiterung von Indikationsbereichen durch neue medizinische Trends (Clustertransplantationen, Xenotransplantationen, Kombination mit anderen Therapieverfahren), epidemiologische Entwicklungen bei den chronischen Virushepatitiden und veränderte gesundheitsökonomische und gesellschaftspolitische Rahmenbedingungen beeinflussen die Zahl durchzuführender Transplantationen. Für einzelne Grunderkrankungen ließ sich aus den Äußerungen folgendes festhalten:

Lebertumoren. Der Trend der Transplantationsindikation bei malignen Tumoren ist einerseits durch die negativen Erfahrungen geprägt: Wenn die Erkrankung weit fortgeschritten ist und Metastasen nachweisbar sind, ist der Gewinn an Lebenszeit für diese Patientengruppe in der Relation zum Aufwand und im Hinblick auf die nur begrenzt verfügbaren Organe zu gering. Andererseits ist es gerade auch die zahlenstarke Gruppe der Tumorerkrankungen, bei denen interdisziplinäre (onkologische) Therapiekonzepte entwickelt werden, die zu einer Bedarfssteigerung bei der Lebertransplantation führen können. Konkret wird ein (tendenziell unterschätzter) Bedarf von 50 Transplantationen pro Jahr genannt.

Virushepatitiden. Für Leberzirrhosen aufgrund von Virus-Infektionen wird sich langfristig ein Rückgang der Inzidenz einstellen (Impfprogramme bei Kindern und Risikogruppen). Für bereits HBV-infizierte Patienten werden Medikamente entwickelt und getestet, auf die große Hoffnungen gerichtet sind. Sie sollen einerseits der Zirrhosebildung vorbeugen, also eine Lebertransplantation überflüssig machen und andererseits die Ergebnisse der Lebertransplantation langfristig sichern. Gerade letzteres erscheint dringend notwendig.

Einige Experten sehen diese Entwicklung mit großer Skepsis, da eine generelle Impfprophylaxe der HBV-Infektion bei insgesamt niedriger Prävalenz in der Bundesrepublik aus Kostengründen nicht durchführbar ist. Für die HCV-Infektion steht eine Immunisierungsprophylaxe noch nicht in Aussicht, diese Gruppe hat aber einen großen Zuwachs zu verzeichnen, da die Prävalenz bei dieser Infektion vor allem unter Immigranten relativ hoch ist. Zahlenmäßig wird ein Bedarf von 1.500-2.000 Fällen p.a. angegeben[14].

Alkoholtoxische Leberzirrhose. Da eine wirksame Prävention der häufigsten Ursache der terminalen Leberinsuffizienz unrealistisch ist, wird die alkoholisch bedingte Leberzirrhose eine stets nachwachsende Reserve an Transplantationskandidaten stellen. Diese Patienten haben - zum richtigen Zeitpunkt transplantiert und anschließend abstinent - im Prinzip weit bessere Genesungschancen, als beispielsweise Patienten mit einer HBV-Infektion und einem Reinfekt haben. Mit einer zusätzlichen intensiven psychosozialen Betreuung können Patienten mit alkoholtoxisch bedingter Zirrhose sehr gute Langzeitergebnisse nach Lebertransplantation erreichen. Eine Zahl von bis zu 2.000 Fälle p.a. wäre unter diesen Voraussetzungen realistisch.

Sonstige. Seltenere Indikationen ergeben, angeführt von der PBC mit etwa 800 Fällen p.a., zusammengenommen weitere 1000 Fälle pro Jahr. Auch für ganz andere Bereiche ist die Lebertransplantation eine denkbare Therapieform geworden:

Schlußfolgerungen. Einschränkungen in der Indikationsstellung durch intensiveres Screening (HBV und Tumore), Optimierung der Behandlungsergebnisse auch über einen längeren Zeitraum - speziell bei der Gruppe der HBV-Patienten - und eine Verengung bei den Zugangsvoraussetzungen (Alter/Komorbidität) sowie Beschränkungen bei Retransplantationen für bestimmte Indikationsgruppen werden wahrscheinlich kurzfristig die praktikablen Möglichkeiten darstellen, um das Organangebot optimal auszunutzen.

Auch von der Weiterentwicklung konservativer Verfahren erhofft man sich Alternativen zur Lebertransplantation. Die Möglichkeiten eines künstlichen Organersatzes und gentherapeutischer Verfahren erscheinen noch weitgehend hypothetisch. Auch können sie nur für seltene Stoffwechselerkrankungen eine Alternative zur Lebertransplantation darstellen. Wenn sich die Langzeitprognose nach Lebertransplantation weiterhin positiv entwickelt, könnten sie umgekehrt eine Alternative für andere langwierige und u.U. noch kostenintensivere Therapieformen sein.

Bedarfsschätzung für Lebertransplantationen

Auf der Grundlage der Aussagen der Konsensuskonferenz und der Experteninterviews wurden folgende diagnosebezogenen Schätzmodelle entwickelt (dargestellt nach Krankheitsgruppen in der Reihenfolge der Häufigkeit ihres Auftretens):

Alkoholtoxische Leberzirrhose

- Prävalenz: 300.000
- Inzidenz: 15.000
- Terminales Leberversagen (Fälle/Jahr): 12.000
- Indikation zur Transplantation: Fortgeschrittene Zirrhose, stabile Abstinenz
- Erwartete Akzeptanz: 10-15% (derzeit 0,5%)
- Präventionsmöglichkeiten: Prohibition (Beispiel: Finnland, Schweden)
- Alternative Behandlungsformen: Frühzeitige (verhaltenstherapeutische) Intervention

Chronische Hepatitis C

- Prävalenz: 100.000
- Inzidenz: 6.000
- Terminales Leberversagen (Fälle/Jahr): 3000
- Indikation zur Transplantation: Fortgeschrittene Zirrhose ohne (großes oder multilokuläres) HCC
- Erwartete Akzeptanz: 30-60% (derzeit 5%)
- Präventionsmöglichkeiten: Beratung von Risikogruppen
- Alternative Behandlungsformen: Interferon, künftig vielleicht Virostatika

Chronische Hepatitis B

- Prävalenz: 50.000
- Inzidenz: 3.000
- Terminales Leberversagen (Fälle/Jahr): 2.000
- Indikation zur Transplantation: Fortgeschrittene Zirrhose ohne (großes oder multilokuläres) HCC, keine (signifikante) Virusreplikation
- Erwartete Akzeptanz: 20-40% (derzeit 5%)
- Präventionsmöglichkeiten: Impfung und Beratung von Risikogruppen
- Alternative Behandlungsformen: Künftig vielleicht Virostatika

Leber- und Gallenwegstumoren mit/ohne Zirrhose, Karzinoide

- Prävalenz: 20.000
- Inzidenz: 5.000
- Terminales Leberversagen (Fälle/Jahr): 1.000
- Indikation zur Transplantation: Inoperabilität ohne extrahepatische Manifestation, Alter < 65 Jahre
- Erwartete Akzeptanz: 5-10% (derzeit nur Einzelfälle)
- Präventionsmöglichkeiten: frühzeitige Diagnostik ⇒ erhöhte Operabilität
- Alternative Behandlungsformen: Verbesserte Operationtechniken, Chemotherapie, z.B. Gemcitabine, Somatostatinanaloga bei Karzinoidtumoren

Primär Biliäre Zirrhose (PBC)

- Prävalenz: 8.000
- Inzidenz: 1.000
- Terminales Leberversagen (Fälle/Jahr): 850
- Indikation zur Transplantation: Fortgeschrittene Zirrhose und therapierefraktäre Begleitsymptome (Pruritus), Alter < 65 Jahre
- Erwartete Akzeptanz: 40-60% (derzeit 10%)
- Präventionsmöglichkeiten: Keine
- Alternative Behandlungsformen: Ursodeoxycholsäure

PSC, Hämochromatose, M.Wilson, Autoimmunhepatitis, NABC-Hepatitis

- Prävalenz: 4.000
- Inzidenz: 1.000
- Terminales Leberversagen (Fälle/Jahr): 500
- Indikation zur Transplantation: Fortgeschrittene Zirrhose und therapierefraktäre Begleitsymptome (Pruritus), Alter < 65 Jahre
- Erwartete Akzeptanz: 40-60% (derzeit 10%)
- Präventionsmöglichkeiten: Keine
- Alternative Behandlungsformen: Ursodeoxycholsäure

Sek. biliäre Zirrhosen und Caroli-Syndrom, Amyloidose, Zystenleber etc.
- Prävalenz: 500
- Inzidenz: 250
- Terminales Leberversagen (Fälle/Jahr): 50
- Indikation zur Transplantation: Funktionsverlust der Leber, sekundäre Komplikationen
- Erwartete Akzeptanz: Einzelfälle
- Präventionsmöglichkeiten: Keine
- Alternative Behandlungsformen: Gentherapie bei Speicherkrankheiten

Portalvenenthrombose, Budd-Chiari-Syndrom, Akutes Leberversagen
- Prävalenz: 250
- Inzidenz: 100
- Terminales Leberversagen (Fälle/Jahr): 100
- Indikation zur Transplantation: Akutes oder chronisches Leberversagen
- Erwartete Akzeptanz: Einzelfälle
- Präventionsmöglichkeiten: Medikamentenassoziiertes Risiko (Pille)
- Alternative Behandlungsformen: Lysetherapie, verbesserte Intensivbehandlung bei akutem Leberversagen

Diskussion. Die Problematik einer solchen Bedarfsanalyse läßt sich an folgendem Beispiel veranschaulichen: Die hohe Dunkelziffer der HBV-Neuinfektionsrate - trotz Meldepflicht - und die hohe Prävalenz der HBV- und HCV-Infektion in Zuwanderungsländern Süd- und Osteuropas (10-30%) beeinträchtigen die Genauigkeit der Inzidenzschätzungen bei chronischer Hepatitis B und C. Auch werden der klinische Einsatz von Nukleosidanaloga zur Minimierung der Virusaktivität und der Chemoembolisation bei Vorhandensein eines hepatozellzulären Karzinoms die Indikation zur Lebertransplantation in diesen Fällen beeinflussen.

Die angegebene Rate von mindestens 3.500 Lebertransplantationen/Jahr entspräche einer Anzahl von 4 Transplantationen pro 100.000 Einwohner und Jahr (derzeit 0,7). 1993 wurden in Ländern mit sogenannter Widerspruchslösung bei der postmortalen Organspende (Österreich und Belgien) 1,2 bzw. 1,4 Lebertransplantationen pro 100.000 Einwohner durchgeführt. Eine Ausweitung der Indikation über die Zahl von 7 Transplantationen 100.000 Einwohner und Jahr (ca. 6.000 pro Jahr) hinaus ist äußerst unrealistisch und könnte unter Berücksichtigung der behandlungsbedingten kurz- und langfristigen Komplikationen sogar negative Effekte (Mortalität, aber auch Morbidität in der Patientengruppe mit terminalem Leberversagen) zur Folge haben.

Literatur

1   European Dialysis and Transplant Association (1994) Report on Management of Renal Failure in Europe XXIII, 1992. Nephrology, Dialysis, Transplantation 9, Suppl.1

2   Pettersson EE (1992) Epidemiology of Nephritis – Review. Scand J Urol Nephrol 26: 1-9

3   Frei U, Schober-Halstenberg K (1998) Nierenersatztherapie in Deutschland – Bericht über Dialysebehandlung und Nierentransplantation in Deutschland 1996. QuaSi-Niere, Berlin

4   The National Institutes of Health (1992): U.S. Renal Data System (USRDS): 1991 Annual Report

5   Brunkhorst R, Schlitt HJ (1996) Nierentransplantation – Indikation, Ergebnisse, prä- und postoperative Betreuung. Internist-Berlin 37:264-71

6   Gane EJ, Portmann BC et al. Williams R (1996) Long-Term Outcome of Hepatitis C Infection after Liver Transplantation. N Engl J Med 334: 815-9

7   Böker KH, Dalley G et al., Manns MP (1997) Long-term outcome of Hepatitis C virus infection after liver transplantation. Hepatology 25: 203-10

8   Lang H, Oldhafer KJ et al., Pichlmayr R (1997) Liver Transplantation for Metastatic Neuroendocrine Tumors. Annals of Surgery 225: 347-54

9   Cohen C, Benjamin M (1991) Alcoholics and liver transplantation. The Ethics and Social Impact Committee of the Transplant and Health Policy Center. JAMA 265 (10): 1299-301

10 Bouchier IA, Hislop WS, Prescott RJ (1992) A prospective study of alcoholic liver disease and mortality. J Hepatol, 16: 290-7

11 Knechtle SJ, Fleming MF, Belzer FO (1993) Liver transplantation in alcoholics: assessment of psychological health and work activity. Transplant Proc 25: 1916-8

12 Lucey M, Merion R, Beresford T (1994) Livertransplantation & the Alcoholic Patient: Medical, Surgical and Psychological Issues. Cambridge University Press

13 Reeck UH, Egerer G, Arnold JC, Datsis K, Theilmann L, Otto G (1993) Lebertransplantation bei alkoholischer Lerberzirrhose: sozialpsychologische Aspekte und berufliche Rehabilitation. Rehabilitation Stuttg 32: 65-7

14 Tillmann HL, Manns MP (1996) Mode of Hepatitis C Virus Infection, Epidemiology, and Chronicity Rate in the General Population and Risk Groups. Dig Dis Sci 41 Suppl.: 27S-40S

Bewertung der Behandlungseffekte

Einführung

Die Effektivität einer Behandlung in klinischen Studien anhand biomedizinischer Kriterien wie Überlebens- und Funktionsraten zu belegen, galt bislang als ausreichend, um ihre Einführung und Verbreitung im klinischen Alltag zu begründen. Dabei wurde oft vernachlässigt, daß sich die unter Studienbedingungen erreichten Ergebnisse in einer breiten Anwendung nicht unbedingt reproduzieren lassen - im angloamerikanischen Schrifttum wird diese Differenz durch die Unterscheidung von *efficacy* und *effectiveness* berücksichtigt.

Die Sicherung einer optimalen Behandlungsqualität beruht daher nicht nur auf der Berücksichtigung von Leitlinien und Standards des diagnostischen und therapeutischen Prozederes. Notwendig ist außerdem eine kontinuierliche Beobachtung der Behandlungsverläufe und der erreichten Ergebnisse. Dies schließt die Indikationsstellung und die stationäre und ambulante klinische Versorgung ein. Ein solches Qualitätssicherungsprogramm beinhaltet:

- Die zuverlässige Dokumentation aller für die Bewertung des Krankheits- und Behandlungsverlaufs wesentlichen Parameter (Monitoring);
- Die Auswertung der Daten im Sinne einer internen (kliniksbezogenen) und externen (im Vergleich mehrerer Behandlungsstätten) Evaluation der Versorgungsqualität;
- Die Bewertung der Ergebnisqualität nicht nur anhand von Daten zu Morbidität und Mortalität sondern auch durch den Patienten selbst (Lebensqualität);
- Die Überprüfung und Weiterentwicklung von Leitlinien und Standards der Indikation und des diagnostischen und therapeutischen Prozedere.

Am Beispiel der Patientenversorgung nach Nieren- und Lebertransplantationen wurden auf der Grundlage einer EDV-gestützten Dokumentation klinischer Parameter (Diagnose, Krankheitsstadien, Behandlungsverlauf) in einer prospektiven Längsschnittuntersuchung die Fallstruktur, Parameter der Prozeßqualität und Indikatoren der Ergebnisqualität untersucht. Die Diskussion der Resultate lieferte wichtige Anhaltspunkte für Richtlinien der Indikationsstellung, das therapeutische Procedere und die Bewertung des Behandlungserfolges.

Dies soll an ausgewählten Beispielen verdeutlicht werden. Eine Langzeitbeobachtung an großen Populationen ist notwendig, um zufällige Einflüsse, Verzerrungen und Mitursachen von denjenigen Faktoren trennen zu können, die Handlungsbedarf im Hinblick auf die Sicherung der Versorgungsqualität anzeigen.

Die im Bereich der medizinischen Versorgung fallbezogen und standardisiert erhobenen klinischen Parameter wurden für die Gesamtpopulation und für den Behandlungsverlauf an ausgewählten Beispielen beschrieben und anhand statistischer Analysen auf ihre diskriminative und prädiktive Aussagefähigkeit geprüft. Damit wurde die Auswahl der für die klinische Bewertung des Behandlungsprogramms relevanten Parameter begründet. Ebenso wurden Veränderungen der Lebensqualität der Patienten in die Bewertung einbezogen.

Definition der Ergebniskriterien

Medizinische Parameter

Bei der Erfassung wesentlicher Leistungsmerkmale und der Identifikation der für die Versorgungsqualität relevanten Parameter im Bereich der Nieren- und Lebertransplantation stand das Behandlungsziel, die bestmögliche Wiederherstellung der Organfunktion durch den allogenen Organersatz, im Vordergrund. Auf der Grundlage der Ergebnisse wurde außerdem ein Verfahrensvorschlag für ein *Qualitätsmonitoring* in der Routineversorgung erarbeitet.

Eine ausführliche Literaturanalyse zeigte, daß sich die meisten Studien über Nieren- und Lebertransplantationen am Behandlungsergebnis und potentiellen Prädiktoren orientieren. Im wesentlichen wurden Daten zu Morbidität und Mortalität, seltener auch zur Zufriedenheit und zur Lebensqualität der behandelten Patienten veröffentlicht. Studien, die explizit zu Fragen der Versorgungsqualität bei diesen Therapieverfahren Stellung nehmen, sind bislang nicht bekannt geworden.

Im Rahmen der Studie wurden zunächst alle Faktoren, von denen man einen Einfluß auf die Ergebnisqualität aber auch auf den Ablauf des Behandlungsprozesses vermutete (z.B. das Krankheitsstadium, die Art der Immunsuppression) in die Erfassung einbezogen. Das auf der Basis der Literaturanalyse entwickelte Dokumentationssystem ermöglichte eine vollständige patientenbezogene Erfassung der Krankheits- und Behandlungsdaten während der ambulanten und stationären Versorgung prä-, peri- und post-transplantationem. Sie lassen sich in vier wesentliche Gruppen aufteilen:

1. Variablen zur Identifikation des Patienten und Basisdaten. Hierunter fallen Stammdaten, wie z.B. die Identifikationsnummer, das Datum der Transplantation etc.; neben der Zuordnung von Daten aus verschiedenen Quellen erlauben sie eine Überprüfung der Vollständigkeit der Dokumentation selbst.

2. Variablen zur Fallstruktur. Sie beschreiben die Ausgangssituation, d.h. Faktoren, die potentiell und interventionsunabhängig das Behandlungsergebnis beeinflussen können, und die in ihrer Ausprägung lediglich durch die Selektion der Patienten bestimmt werden (z.B. Alter, Grund- und Begleiterkrankungen sowie deren Stadien). Verteilungen der Ausprägungen dieser Variablen in Patientengruppen sind damit von der evtl. auch zentrumsspezifischen Indikationsstellung für die betrachtete therapeutische Maßnahme abhängig.

3. Parameter zur Beschreibung der Prozeßqualität. Sie geben Anhalt über die regelrechte und adäquate Durchführung von Maßnahmen im Rahmen des gesamten Prozeßablaufs (z.B. OP-Zeit, das Auftreten und die Behandlung von Komplikationen, Serumspiegel immunsuppressiv wirksamer Medikamente etc.). Prozeßparameter bilden nicht den Erfüllungsgrad des Behandlungsziels ab, sondern lediglich den "Weg zum Ziel".

4. Parameter zur Beschreibung der Ergebnisqualität. Sie geben Aufschluß über die Folgen der Intervention. Überlebens- und Funktionsraten sind zwar übergeordnete, aber lediglich grob orientierende Parameter. Im Behandlungsverlauf auftretende Komplikationen (z.B. Infektionen), lassen in ihrer Häufigkeit und in ihrem Management Aussagen zur Prozeßqualität zu, und helfen, das Behandlungsergebnis bei dem einzelnen Patienten zu differenzieren. Fragen zur Lebensqualität sollten bei der Beurteilung des Behandlungserfolges ebenso berücksichtigt werden wie weitergehende soziale, und ökonomische Aspekte.

Auswahl und Erfassung

Einzelne Variablen ließen sich nicht in jedem Fall ausschließlich einer der oben genannten Kategorien zuordnen. Abhängig von der Fragestellung in der Analyse wurden sie sowohl als Indikatoren der Prozeßqualität als auch als Einflußfaktoren des übergeordneten Behandlungsergebnisses betrachtet. Die Gliederung dient damit in erster Line der Übersichtlichkeit und ist nicht als zwangsläufige und allgemeingültige Klassifikation anzusehen.

Im Rahmen einer qualitätssichernden Maßnahme müssen Variablen aus allen der vier genannten Gruppen erfaßt werden. Unabdingbare Voraussetzung für die Gesamtbeurteilung der Intervention ist die Operationalisierung übergordneter Ergebnisse neben der Dokumentation von Basisvariablen und Variablen zur Fallstruktur. Indikatoren der Prozeßqualität erscheinen vor allem dann bedeutungsvoll, wenn sich für sie ein Einfluß auf die Ergebnisqualität nachweisen läßt.

Fallstrukturvariablen sind unabhängig von der Intervention. Sie haben neben dem Einfluß auf das Behandlungsergebnis auch eine Bedeutung für den spontanen Krankheitsverlauf. Bei einer entsprechend günstigen Fallstruktur ist auch ein günstiges Interventionsergebnis zu erwarten - dies muß dann aber in Relation zum spontanen Krankheitsverlauf bewertet werden.

Dies ist insbesondere für die Beurteilung der Ergebnisse nach Lebertransplantationen bedeutsam, da allgemein diskutiert wird, die Indikation zunehmend elektiver zu gestalten, um nicht das vollständige Organversagen mit klinischer Dekompensation während einer oft ungenau bestimmbaren Wartezeit zu riskieren.

Bedingt durch die therapeutische Alternative der Dialyse stellt eine Nierentransplantation ohne das Vorliegen einer terminalen Niereninsuffizienz eine Rarität dar. Ein systematischer Vergleich der Prognose von nicht-transplantierten leberkranken Patienten in unterschiedlichen Erkrankungsstadien mit der Prognose von transplantierten Patienten ist grundsätzlich problematisch und war nicht in das Konzept der Studie integriert.

Basisdaten, Identifikationsvariablen

Identifikationsnummer. Grundsätzlich erhält jeder Patient, der an der MHH behandelt wird, eine zehnstellige Identifikationsnummer (ID), wobei die ersten 6 Stellen das Geburtsdatum repräsentieren und die verbleibenden 4 Stellen fortlaufend vergeben werden. Anhand dieser zehnstelligen ID ist eine eineindeutige patientenbezogene Zuordnung aller MHH-internen Befunde möglich. Diese MHH-ID wurde in die studieninterne Dokumentation übernommen.

Datum. In einer längsschnittlichen Untersuchung ist eine zeitliche Zuordnung der erhobenen Daten erforderlich. Diese erfolgte im Rahmen der Studie i.d.R. über die Angabe des Tagesdatums. Als kleinstes Zeitfenster für die Erfassung wurden Tagesintervalle festgelegt, d.h. innerhalb von 24 h wurde ein bestimmter Meßwert bzw. eine Variable maximal einmal registriert. Bei mehreren Werten einer Variable wurde der für den Verlauf jeweils ungünstigste Wert berücksichtigt. Zeitliche Bezugsvariable war das Datum der Transplantation. Aus Transplantationsdatum und Erhebungsdatum ließ sich für die einzelnen Erhebungswerte der Bestimmungszeitpunkt relativ zum Transplantationszeitpunkt berechnen.

Fallstrukturvariablen

- Soziodemographische Charakteristika
- Alter und Geschlecht
- Sozialstatus, gemessen an einer repräsentativen Variable (Ausbildung)

Krankheits- und Behandlungsverlauf vor Transplantation

- Grunderkrankung, z.B. hypertensive oder diabetische Nephropathie, chronisch aktive Hepatitis B

- Erste Dialyse bzw. Erstdiagnose der Erkrankung, Dauer der Dialyse vor Transplantation
- Vorangegangene Transplantation oder andere Operationen

Risikofaktoren, Begleiterkrankungen

- Körpergröße und Gewicht (BMI)
- Folge- und Begleiterkrankungen, z.B. KHK, Pfortaderthrombose, hepatorenales Syndrom etc.
- Klinische Parameter des Krankheitsstadiums, z.B. Child-Pugh Klassifikation der Leberinsuffizienz

Prozeßvariablen

- Prozedere bei der Indikation und Patientenmanagement auf der Warteliste
- Zeitraum zwischen Aufnahme auf die Warteliste und Transplantation
- Organqualität und Management der Organentnahme
- Kalte und warme Ischämiezeit, abhängig von Transport- Organisations- und Operationszeiten
- Alter des Spenders (< 10 oder > 60 Jahre), Größe und Gewicht
- Anomalien in der Transplantatanatomie (z.B. akzessorische Gefäße)
- Grad der immunologischen Übereinstimmung (Blutgruppe und HLA der Klassen 1 (A und B) und 2 (DR) - Mismatch am HLA-DR-locus)
- Antikörperstatus des Empfängers (Sensibilisierung für HLA-Antigene durch Bluttransfusionen vor Transplantation, präformierte Antikörper)

Behandlungsdauer und besondere Maßnahmen

- Stationäre Verweildauer und Anteil Intensivpflege
- Beatmung, Dialyse und andere besondere Behandlungsmaßnahmen

Operatives Vorgehen

- Gesamt-OP-Zeit unter Berücksichtigung von Besonderheiten: z.B. venovenöser Bypass, Besonderheiten bei Gefäß- und Gallengangsanastomosen, z.B. eine Hepatico-Jejunostomie
- Anzahl der verwendeten Blutkonserven (intra- und postoperativ)

Komplikationen. Aus der Beobachtung der im Behandlungsverlauf auftretenden Komplikationen lassen sich Rückschlüsse im Hinblick auf die Behandlungsqualität ziehen.

Operative Komplikationen

- Nach Nierentransplantation: Blutung, Urinleck oder Ureter-Obstruktion, thromboembolische Komplikationen (A. bzw. V. renalis)

- Nach Lebertransplantation: Hämatothorax, Hämoperitoneum, intra- und extra-hepatisches Hämatom, Galleleck mit Choleperitoneum oder Gallengangstenose, Cholangitis und intraabdominaler Abszeß, andere Ursachen einer Peritonitis; Pankreatits, Ileus; A.hepatica-Thrombose (Anastomosenenge), Ruptur und Arteriitis; V.porta-Thrombose (Stenose), Thrombose der Lebervenen

Immunologische Komplikationen und Infektionen

- Abstoßungsreaktionen (Immunsuppression)
- Opportunistische Infektionen: bakterielle Infektionen (Enterokokken, Staphylokokken, Pseudomonas) und Sepsis, lokale und generalisierte virale Infektionen (CMV, EBV und HSV), Pilzinfektionen (Candidose u.a.)
- Hepatitis B und Hepatitis C Virus-Reinfektion

Nebenwirkungen der immunsuppressiv wirksamen Medikamente

- Nephrotoxizität
- Neurologische Störungen (Tremor, Sehstörungen, Lähmungen)
- Hypertonus, Sekundärer Diabetes mellitus, Cholestase
- Myelosuppression (Azathioprin, Antilymphozytenglobulin)
- Neoplasien (im Langzeitverlauf)
- Obere und untere gastrointestinale Blutungen (Magen-Darm-Ulcera)
- Intestinale Perforationen v.a. durch den Einsatz von Kortikoiden

Sonstige

- Niereninsuffizienz anderer Ursache (postoperatives ANV)
- Durchgangssyndrom u.a. neurologische Störungen, nicht durch die immunsuppressiv wirksamen Medikamente verursacht
- Hypertonus (nicht durch Cyclosporin A bedingt, sondern Zeichen der Transplantat-Dysfunktion, andere Medikamente, Nierenarterienstenose)
- Pulmonale und kardiale Komplikationen, Pneumonie, koronare Herzkrankheit Pleuraerguß und andere respiratorische Komplikationen (ARDS)
- Wiederauftreten der Grundkrankheit
- Osteoporose, sekundärer Hyperparathyreoidismus

Ergebnisvariablen

Überlebensstatus. Das wichtigste übergeordnete Ergebnis der Organtransplantation ist zunächst das Überleben. Dies gilt insbesondere deshalb, weil mit einer nicht unerheblichen Mortalität zu rechnen ist. Als Informationsquellen für die im prä- und poststationären Behandlungsverlauf auftretenden Todesfälle kamen zwei organisatorisch und personell getrennt arbeitende Stellen in Frage:

Das Transplantationsbüro[i]: Hier sind Informationen zum Überlebensstatus für gemeldete Organempfänger vorhanden, z.T. aber unvollständig, da das Transplantationsbüro davon abhängig ist, daß Todesfälle, die zwischen regulären Beobachtungsintervallen (4 Wochen - 1 Jahr) auftreten, gemeldet werden. Das gleiche gilt für die im poststationären Behandlungsverlauf auftretenden Todesfälle: Hier ist die Transplantationsambulanz der MHH zuständig[ii].

Im Rahmen der Studie wurde der Überlebensstatus transplantierter Patienten möglichst vollständig anhand der beiden genannten Routinedatenquellen sowie der Informationen zu stationären Todesfällen rekonstruiert und durch eine Einzelfallanalyse ergänzt.

Transplantatfunktion. Klinisch chemische Parameter sind wichtige Indikatoren der Organfunktion bzw. der Zellschädigung (z.B. bei Abstoßungsreaktionen). In der Regel einfach und zeitnah zu erheben (z.B. in Laborgemeinschaften hausärztlicher Praxen) stellen sie bei gezielter Auswahl ein praktikables und kostengünstiges Instrument dar, mit dem der Behandlungsverlauf beobachtet werden kann.. Im Gegensatz zu rein klinischen Parametern (z.B. Ausprägungsgrad des Aszites oder Grad einer Enzephalopathie) handelt es sich um objektive Meßwerte, die eine unabhängige Interpreation verschiedener Untersucher zu verschiedenen Zeitpunkten erlauben. Dies läßt sie insbesondere für ein Monitoring im Rahmen qualitätssichernder Maßnahmen geeignet erscheinen.

Ergebnisse nach Nierentransplantation

Fallstruktur der Studienpopulation

In die Verlaufsbeobachtung wurden Patienten ab dem 18. Lebensjahr einbezogen, bei denen im Zeitraum vom 01.06.93 bis 30.09.94 eine Nierentransplantation

---

[i] Träger ist die Deutsche Stiftung Organtransplantation (DSO). Primär ist das Büro für die Organisation der Wartelisten sowie für die Kontakte zu EUROTRANSPLANT, der internationalen Organisation für die Verteilung gespendeter Organe, zuständig.

[ii] Der Anteil der transplantierten Patienten, die sich auch postoperativ hier vorstellen, ist ausgesprochen hoch. Neben Informationen, die bei Kontrolluntersuchungen in der Ambulanz anfallen und routinemäßig in einem Klinikinformationssystem erfaßt werden, sind zusätzlich Serumspiegelbestimmungen der Immunsuppressiva registriert, die auch von extern behandelnden Ärzten in einem speziellen Labor der Ambulanz angefordert werden. Die Häufigkeit von Kontrolluntersuchungen variiert von Patient zu Patient in Abhängigkeit vom Gesundheitszustand, der Grunderkrankung und dem Behandlungsverlauf sowie den Betreuungsmöglichkeiten am Heimatort.

durchgeführt wurde (insgesamt 169) und bei denen Daten einer präoperativen Befragung zur Lebensqualität verfügbar waren (n = 138). Zur Charakterisierung der Fallstruktur wurden alle Daten analysiert, denen ein Einfluß auf das Behandlungsergebnis zugeschrieben wurde. Unterschiede zwischen der Patientengruppe mit länger als einem Jahr funktionierendem Transplantat und der Gruppe der Patienten mit einem Transplantatverlust innerhalb der ersten drei Monate nach der Transplantation konnten festgestellt werden.

Tabelle 3. Fallstruktur - Patienten vor einer Nierentransplantation

Variable		Gesamt (n=138)	Tx-Funktion länger 1 Jahr (n=110)	Tx-Verlust nach max. 90d (n=15)
Empfängergeschlecht	Männlich	56,5%	59,1%	20%
Empfängeralter	[Jahre]	48,3%	47,4%	49,5%
Schulbildung	bis 8 Jahre	45,4%	42,2%	46,2%
	9-10 Jahre	40,3%	41,3%	15,4%
	mehr als 10 Jahre	16,5 %	16,5%	38,5%
Body-Mass-Index	[kg/m2]	23,3	23,3	23,3
vorausgegangene Transplantation(en)	Anteil mit vorausgegangener NTx	17,3%	16,0%	26,7%
Grunddiagnose	Glomerulonephr.	55,5%	56,9%	53,3%
	Pyelonephritis	10,9%	11,0%	6,7%
	Nephrosclerose	5,8%	5,5%	13,3%
	Zystenniere	9,5%	9,2%	20,0%
	Diab. Nephropath.	2,9%	3,7%	0
	Analgetikanephr.	1,5%	1,8%	0
	Sonstige	13,9%	11,9%	6,7%
Dialyseart	% Haemodialyse	93,8%	93,2%	93,3%
Dialysedauer	[Jahre]	5,3	5,2	5,4
Meldedauer	[Jahre]	4,3	4,3	4,7
Blutgruppe	(MW Meldedauer)			
Empfänger / Spender	0 (4,6 Jahre)	37,7%/39,9%	39,1% / 41,8%	20,0% / 20,0%
	A (4,6 Jahre)	43,5%/44,2%	40,9% / 41,8%	66,7% / 66,7%
	AB (2,2 Jahre)	7,2%/6,5%	8,2% / 7,3%	6,7% / 6,7%
	B (3,6 Jahre)	11,6%/9,4%	11,8% / 9,1%	6,7% / 6,7%

Soziodemographische Charakteristika. Auffällig war bei einem leichten Überhang der männlichen Patienten in der Gesamtgruppe[i] der Anteil von nur 20% männlicher Patienten in der Gruppe mit einem Transplantatverlust innerhalb der ersten 90 Tage. Unauffällig dagegen blieb das Durchschnittsalter der Patienten in beiden Gruppen: obwohl mit dem Geschlecht korreliert, zeigte es keine statistisch signifikanten Unterschiede, d.h. es muß hier ein vom Alter unabhängiger, geschlechtsgebundener Effekt vorliegen.

In ihrer Ausprägung wahrscheinlich zufällig aber grundsätzlich begründet ist diese Verteilung durch den erhöhten Sensibilisierungsgrad (höherer Anteil präformierter Antikörper gegen HLA-Antigene) bei Frauen als Folge von Schwangerschaften und häufigeren Bluttransfusionen, der mit einem höheren Risiko für Abstoßungsreaktionen verbunden ist. Dem entspricht auch der höhere Anteil Frauen unter den Patienten auf der Warteliste, die bereits eine Transplantation in der Vorgeschichte hatten (23% vs. 15%).

Krankheits- und Behandlungsverlauf vor Transplantation. Informationen zur Grunderkrankung, der Dialyseart, dem Datum der Erstdialyse und zu vorausgegangenen Transplantationen der befragten Patienten konnten der Routinedokumentation entnommen werden. Über 90% der Patienten wurden danach mit hämodialytischen Verfahren behandelt, weniger als 10% mit Peritonealdialyse. Die mittlere Dialysedauer der transplantierten Patienten betrug 5,3 Jahre.

Die mit Abstand häufigste Ursache der terminalen Niereninsuffizienz war eine Glomerulonephritis (n=77). Hier ließen sich keine Unterschiede im Hinblick auf das Transplantationsergebnis aufzeigen. Aus der Literatur ist ein Einfluß anderer Grunderkrankungen bekannt (z.B. Nephrosklerose bei einer hypertensiven oder diabetischen Nephropathie). Dies ließ sich in den eigenen Beobachtungen aufgrund der niedrigen Fallzahl nicht belegen. Der augenfällige Unterschied im Transplantationsergebnis bei der Diagnose der zystischen Nierenerkrankungen mag in den hier häufiger auftretenden Begleiterkrankungen (koronare Herzkrankheit) und dem häufigeren Auftreten bei Frauen eine Erklärung finden.

Als nicht auffällig erwies sich die Dauer der Dialyse vor Transplantation, während eine oder mehrere vorangegeangene Nierentransplantationen (bei 17% der Patienten) eindeutig schlechtere Behandlungsergebnisse zur Folge hatten - das Risiko eines erneuten Transplantatverlusts war deutlich erhöht.

Risikofaktoren, Begleiterkrankungen. Der Body-Mass-Index (BMI) als Maßzahl für Übergewicht zeigte in den vorliegenden Ergebnissen übereinstimmende Mittelwerte in den betrachteten Subpopulationen. Unter Berücksichtigung gegen-

---

[i] Anteil der männlichen Patienten an der Gesamtzahl aller Dialysepatienten (Hämodialyse und Peritonealdialyse) in Deutschland (1996): 23.808 von 42.712 = 55,74%, Anteil der männlichen Patienten an der Gesamtzahl aller Dialysepatienten mit der Diagnose einer Glomerulopnephritis: 7.037 von 10.146 = 69.36%, Anteil der männlichen Patienten an der Gesamtzahl aller Dialysepatienten mit der Diagnose "vaskuläre Nephropathie": 2.676 von 3.971 = 67,39%

sätzlicher Erfahrungen aus anderen Studien erscheint seine Erfassung auch in künftigen Erhebungen dennoch sinnvoll.

Die häufigste, aus anamnestischen Angaben erhobene Begleiterkrankung ist die im Rahmen der chronischen Niereninsuffizienz auftretende arterielle Hypertonie, gefolgt von der durch den Verlust der endokrinen renalen Funktion verursachten Anämie. Neben verschiedenen Krankheiten der Verdauungsorgane ist für die Abschätzung perioperativer Risiken das Wissen um eine ischämische Herzerkrankung in der Anamnese wesentlich. Bei der Beurteilung von Nebenwirkungen der immunsuppressiv wirksamen Medikamente, ist die Kenntnis einer vorbestehenden diabetischen Stoffwechsellage entscheidend.

Eine Überprüfung der Validität der Angaben am Beispiel der HCV-Infektion zeigte, daß die auf anamnestischen Daten beruhenden Diagnosen unvollständig waren: insgesamt fanden sich bei 16 Patienten HCV-Antikörper, so daß hier von einer bedeutsamen Fehlerquote bei der dokumentierten Prävalenz ausgegangen werden muß. Dies läßt sich auch für die Angaben zur renalen Anämie und Osteopathie vermuten. Bei der Wichtigkeit dieser Angaben für die Behandlungsführung bei dem Patienten ist also eine Erhebung primärer Daten im Hinblick auf relevante Begleiterkrankungen notwendig (z.B. EKG, Hepatitis-Serologie, etc...).

Tabelle 4. Begleiterkrankungen

Diagnose	ICD-9-Code	Häufigkeit
Hypertonie	401.0 - 405.9	60
Anämie	285.0 - 285.9	33
Krankheiten der Verdauungsorgane	520.0 - 579.9	11
Ischämische Herzkrankheit	410.0 - 414.9	8
Hepatitis B und/oder C Infektion	070.3 + 070.5	7
Diabetes mellitus (zusätzlich)	250.0 - 250.9	5
Renale Osteopathie	588.0	3
Sonstige		29

Ungeklärt und aller Wahscheinlichkeit nach zufällig bleiben die beobachteten Unterschiede bei den Blutgruppen: In der Gruppe der Patienten mit Transplantatversagen innerhalb der ersten 90 Tage fanden sich nur 20% Patienten mit der Blutgruppe 0 aber 66,7% Patienten mit der Blutgruppe A; eine im Vergleich zur Verteilung in der Gesamtgruppe der Patienten (37,7% bzw. 43,5%) signifikante Veränderung, für die sich in der Literatur und aus unserer Erfahrung keine Erklärung finden läßt. Die Verteilung der übrigen, das Behandlungsergebnis beeinflussenden Merkmale (Anteil Retransplantationen und/oder Sensibilisierungsgrad, Spenderalter) war in beiden Patientengruppen gleich.

Indikatoren der Prozeßqualität

Bei 106 der 138 Studienpatienten wurden sämtliche am Patienten durchgeführten medizinischen Leistungen und alle erhobenen Parameter (Ergebnisse klinischer, laborchemischer und apparativer Untersuchungen) über insgesamt 2.390 stationäre Behandlungstage dokumentiert[i]. Dieses mit einem erheblichen organisatorischen und personellen Aufwand verbundene Vorgehen wurde im Hinblick auf eine umfassende Leistungsbeschreibung als Grundlage der Kostenanalyse gewählt und ist für eine Anwendung im Rahmen der Effektivitätsbewertung oder für ein Qualitätssicherungsverfahren sicherlich ungeeignet. Die folgende Analyse der Daten von 74 Patienten mit mindestens 14 postoperativ vollständig dokumentierten Behandlungstagen (insgesamt 2.012 Tage, im Mittel 30 Tage pro Patient) sollte daher eine entsprechende Parameterauswahl begründen. Diese Untersuchung schließt 58 Fälle mit einer Transplantatfunktion länger als ein Jahr, neun Fälle mit Transplantatverlust innerhalb der ersten sechs Monate und sieben Todesfälle ohne vorherigen Transplantatverlust ein (Tabelle 5).

Indikationsstellung und Management der Warteliste. Beispielhaft wurde die durchschnittliche Meldedauer der transplantierten Patienten auf der Warteliste betrachtet. Sie beträgt für das untersuchte Kollektiv 4,3 Jahre und liegt damit über dem Durchschnitt der Wartezeiten der Gesamtheit der Patienten (etwa 900) auf der Warteliste (3,0 Jahre). Dies zeigt den Einsatz und die Wirksamkeit des Auswahlkriteriums der Wartezeit an.

Organqualität und Management der Organentnahme

Alter des Spenders. Nach Literaturangaben findet sich bei einem Alter des Organspenders von über 60 Jahren eine signifikant schlechtere Funktionsrate, insbesondere in der Frühphase nach Transplantation (sogenannte INF-Rate = Initiale Nicht-Funktion). Auch in dem hier beobachteten Kollektiv zeigt sich der Einfluß des Alters des Organspenders auf den Transplantationserfolg.

Unter Berücksichtigung des Mangels an Spenderoganen ergibt sich daraus zwar noch kein grundsätzliches Selektionskriterium, in jedem Fall aber muß der Einfluß dieses Faktors beobachtet und analysiert werden, um gegebenenfalls Leitlinien für die Auswahl des Organempfängers entwickeln zu können (Optimierungsstrategie).

Kalte und warme Ischämiezeit. Abhängig von Transport- Organisations- und Operationszeiten lag die hier dokumentierte Ischämiezeit der Transplantate im Mittel bei 1.442 Minuten und schwankte zwischen 65 (bei der Transplantation der Niere eines lebenden verwandten Spenders) und 2.925 Minuten. Untersuchungen an größeren Kollektiven (CTS-Studie) legten nahe, daß bei Ischämiezeiten unter 30 Stunden (1.800 min) keine Unterschiede in der Transplantatfunktion zu erwarten

---

[i]   z.T. unvollständig, da die Patientenakten nach Verlegungen in andere Abteilungen (Innere Medizin) oder auswärtige Kliniken nicht immer zur Verfügung standen

sind, während darüber hinaus eine höhere Rate bereits initial nicht funktionierender Transplantate zu beobachten ist. In den hier analysierten Fällen läßt sich gemessen am mittelfristigen Behandlungsergebnis (Tx-Funktion länger als ein Jahr) kein signifikanter Unterschied nachweisen.

Tabelle 5. Indikatoren der Prozeßqualität

Variable		Gesamtgruppe	Pat. mit Tx-Funktion > 1 Jahr	Pat. mit Tx-Verlust nach max. 90d
		n: MW (Min.-Max.)	n: MW (Min.-Max.)	n: MW (Min.-Max.)
Operationsdauer	[min]	102: 152 (50-360)	85: 150 (50-360)	8: 147 (60-230)
Anästhesiedauer	[min]	97: 204 (70-460)	81: 198 (70-410)	7: 251 (75-460)
Ischämiezeit	[min]	102: 1442 (65-2925)	85: 1425 (65-2925)	8: 1682 (995-2473)
Stationäre VWD	[Tage]	74: 30 (15-74)	58: 28 (15-49)	9: 43 (21-74)
VWD ICU	[Tage]	74: 3,2	58: 2,6	9: 7,8
Meldedauer	[Jahre]	4,3	4,3	4,7
HLA-Typisierung:	HLA-A: 0	34,1%	33,6%	40,0%
	HLA-A: 1	52,2%	51,8%	46,7%
Häufigkeit von	HLA-A: 2	13,8%	14,6%	13,3%
Spender-Empfänger-Differenzen	HLA-B: 0	31,2%	30,9%	26,7%
	HLA-B: 1	58,0%	58,2%	53,3%
	HLA-B: 2	10,9%	10,9%	20,0%
	HLA-DR: 0	51,1%	48,1%	57,1%
	HLA-DR: 1	45,1%	49,1%	28,6%
	HLA-DR: 2	3,8%	2,8%	14,3%
Immunisierung	> 0%	16,7%	15,5%	40,0%
Spendergeschl.	% männl.	55,1%	52,7%	66,7%
Spenderalter	[Jahre]	42,2	41,0	51,1

Weitere, zunächst aufgeführte Faktoren (s.o.) sind entweder bereits etablierte Selektionskriterien, so daß Auffälligkeiten bei den realisierten Transplantationen nicht beobachtet werden können (z.B. letztes S-Kreatinin vor der Organentnahme, Pathologica in der Transplantatbiopsie), entsprechen starken Schwankungen unterliegenden Verlaufsparametern ohne prognostischen Wert im Hinblick auf die Transplantatfunktion (Dauer des Klinikaufenthaltes vor der Explantation, RR zum Zeitpunkt der Explantation) oder werden im Rahmen der durch sie beeinflußten, direkt im Zusammenhang mit der Behandlung stehenden Prozeßdaten diskutiert.

HLA-Kompatibilität. Der Grad der Übereinstimmung der Histokompatibilitätsantigene der Klassen 1 (A und B) und 2 (DR) wurde im Hinblick auf das Transplantationsergebnis anhand der Häufigkeit von Spender-Empfänger-Differenzen dokumentiert. Hier zeigte sich, daß eine Nicht-Übereinstimmung am HLA-DR-Locus (5 Fälle) mit einem erhöhten Risiko für einen Transplantatverlust innerhalb der ersten 90 Tage nach der Operation (2 Fälle) einherging. Dies entspricht den in der Literatur bekannten Angaben. Die Allokation eines Organs bedarf bei dieser Konstellation also einer besonderen Begründung. Ähnlich, aber nicht ganz so deutlich ausgeprägt, verhält es sich mit der Nicht-Übereinstimmung auf dem HLA-B-Locus (15 Fälle), die in 3 Fällen zu einem Transplantatversagen innerhalb der ersten 90 Tage führte, während Nicht-Übereinstimmungen auf dem HLA-A-Locus keinen Einfluß aufwiesen.

Antikörperstatus des Empfängers. Bei 16,7% aller Studienpatienten konnte eine Sensibilisierung für HLA-Antigene nachgewiesen werden. Der Anteil lag in der Subgruppe mit frühem Transplantatverlust mit 40% signifikant höher, womit dem Sensibilisierungsgrad in Übereinstimmung mit Literaturangaben eine prädiktive Bedeutung zukommt.

Behandlungsdauer und besondere Maßnahmen (Beatmung, Dialyse). Stationäre Verweildauer und Intensivpflegetage innerhalb der Gesamtverweildauer nach Nierentransplantation lagen im Mittel bei 30 (15-74) bzw. 3,2 Tagen und damit im Rahmen der durch die Transplantationspauschale vergüteten Grenzverweildauer (48 resp. 10 Tage). In der Gruppe der Patienten mit Transplantatverlust innerhalb der ersten sechs Monate nach Transplantation lag die mittlere Verweildauer mit 43 (21-74) Tagen zwar immer noch innerhalb der Grenzverweildauer, aber doch deutlich über der Gruppe mit positivem Ergebnis. An insgesamt 17 von 1.021 Behandlungstagen innerhalb der ersten zwei Wochen nach Transplantation (1,66%) wurden Patienten maschinell beatmet, an 78 Tagen (7,6%) eine Dialysebehandlung durchgeführt.

Operatives Vorgehen. Die Operationszeiten der beobachteten Nierentransplantationen lagen im Mittel bei 102 (50-360) Minuten. Sie scheinen unabhängig vom Transplantationsergebnis, d.h., die Operationsdauer beeinflussende Besonderheiten in der Anatomie des Transplantats (z.B. doppelte arterielle Versorgung oder doppelte Ureteranlage) oder Voroperationen des Empfängers, zeigten keinen eigenständigen Einfluß auf das Behandlungsergebnis.

Komplikationen

Operative Komplikationen. Insgesamt wurden 5 Reoperationen innerhalb der ersten 14 Tage nach Nierentransplantation bei 74 Patienten registriert: 1x wegen Blutung, 1x wegen eines Urinlecks und 2x wegen eines Seroms. Zusätzlich wurde einmal ein Dialyseshunt revidiert. Vaskuläre Komplikationen (Stenose und thromboembolischer Verschluß A. bzw. V. renalis) oder Ureter-Obstruktionen wurden nicht beobachtet. Ein möglicher Zusammenhang mit operativen Besonderheiten (Retransplantation, Gefäßanomalien) ließ sich aufgrund der niedrigen Fallzahl nicht nachweisen.

Gravierende postoperative Komplikationen (Lungenoedem, Lungenembolie, Pneumonie, Herzinfarkt, Bein- und Beckenvenenthrombose, gastrointestinale Blutungen) wurden innerhalb der ersten 14 Behandlungstage nicht registriert, entsprechende Notfallinterventionen (Reanimation) waren nicht erforderlich.

Immunologische Komplikationen und Infektionen. Abstoßungsreaktionen stellen trotz der heute eingesetzten Immunsuppression eine häufige Ursache für den Transplantatverlust dar. Die frühe Diagnostik ist daher entscheidend, um rechtzeitig therapeutische Maßnahmen einleiten zu können. Wichtige Hinweise gibt das Ergebnis der histopathologischen Untersuchung einer Gewebeprobe. Innerhalb der ersten 14 Behandlungstage wurden insgesamt 27 Biopsien durchgeführt, davon waren 23 ohne pathologischen Befund (15% positiv).

Virale und bakterielle Infektionen sind die häufigste Komplikation im Behandlungsverlauf nach einer Organtransplantation und unter Immunsuppression. Solche opportunistischen Infektionen wie z.B. eine Viruspneumonie bei frischer oder reaktivierter CMV-Infektion und lokaler oder generalisierter Pilzbefall (Candidose) müssen bei unklaren Funktionsstörungen des Transplantats oder zusätzlichen Symptomen seitens des Patienten differentialdiagnostisch in Betracht gezogen werden. Wichtiger Parameter ist die Leukozytenzahl im Blut.

Erhöhte Leukozytenzahlen traten im postoperativen Verlauf bei mehr als einem Viertel der Patienten bis zum 14. postoperativen Tag auf. Unspezifische Reaktionen spielten hier die Hauptrolle aber auch bakterielle Infektionen (Enterokokken, Staphylokokken, selten Pseudomonas) kamen vor. Abhängig von der klinischen Symptomatik leiteten Urin-Status und Urin-Sediment-Untersuchungen sowie gegebenenfalls Antibiogramme aus kulturell bearbeitetem Katheterurin das therapeutische Procedere. Unterschiede in den Patientengruppen (mit Transplantatverlust bzw. mit Funktiondauer > 1Jahr) ließen sich in der Frühphase nicht nachweisen. Auffällig war der in den Tagen 50-90 deutlich erhöhte Anteil pathologisch erniedrigter Leukozytenzahlen (<3.500/µl) in der Gruppe der Patienten mit Transplantatverlust, bedingt durch immunsuppressiv wirksame Medikamente bei intensiver, aber hier letztlich erfolgloser Abstoßungsbehandlung.

Im Langzeitverlauf (mehr als 1½ Jahre nach Transplantation) wurden bei insgesamt 18 von 59 Patienten auffällige Leukozytenzahlen (>12.000/µl) beobachtet. Neben rezidivierenden Harnwegsinfekten (drei Fälle) fanden sich pulmonale Infektionen (drei Fälle) bei entsprechender Vorschädigung (COLD), Infektionen bei diabetischer Mikroangiopathie (Vorfußgangrän, postoperativ infizierte TEP des Kniegelenkes, je ein Fall), eine Gastroenteritis sowie Erhöhungen der Leukozytenzahl ohne klinische Infektionszeichen (neun Fälle).

Die regelmäßige Überwachung der Leukozytenzahlen und die Analyse eines bestimmten Wertes im Gesamtverlauf stellt also einen wichtigen Parameter der stationären und ambulanten Behandlungsführung dar. Die Bewertung kann nach folgenden Kategorien erfolgen und das nachzuschaltende diagnostische und therapeutische Procedere leiten:

- leichte, unbedenkliche reaktive Leukozytose;
- Hinweis auf behandlungsbedürftigen Hanrwegsinfekt (Urinuntersuchung);
- Hinweis auf sonstigen behandlungsbedürftigen Infekt unter Immunsuppression (Anamnese, klinische Untersuchung, weitere Diagnostik).

Nebenwirkungen der immunsuppressiv wirksamen Medikamente. Der Einsatz der immunsuppressiv wirksamen Medikamente Cyclosporin, Prednisolon, Tacrolimus, Azathioprin, Antilymphozytenglobulin u.a. ist mit unterschiedlichen, v.a. langfristig bedeutsamen Nebenwirkungen verbunden, die u.U. präventive Maßnahmen erfordern. Akute Nebenwirkungen werden insbesondere in der Anfangsphase nach Transplantation beobachtet, in der die Serumspiegel z.B. des Cyclosporins, noch häufig außerhalb des therapeutischen Bereichs liegen (50% aller Bestimmungen).

Tabelle 6. Serum-Cyclosporin (ng/l) nach Nierentransplantation in Zeitintervallen

Zeitintervall (Tage post-OP)	Patienten mit Bestimmungen im Zeitintervall	Anzahl Be-stimmungen je Patient	Werte >200 bzw. <80 µg/l (therap. Bereich)	Bei Patienten mit Tx-Funktion > 1 Jahr
	N	(MW)	% / %	n: % / %
0 – 7	88	4,3:	23% / 28%	80: 24% / 27%
8 – 14	66	4,4:	26% / 6%	60: 27% / 5%
15 – 30	71	5,9:	15% / 6%	65: 15% / 6%
31 – 89	90	9,1:	7% / 14%	83: 7% / 14%
90 – 182	90	6,6:	2% / 14%	84: 2% / 14%
183 – 364	84	7,7:	2% / 18%	79: 1% / 17%
365 – 547	81	6,7:	2% / 14%	77: 2% / 14%
548 – 730	46	6,0:	4% / 11%	44: 4% / 12%

Langfristige Nebenwirkungen wurden am deutlichsten am Beispiel des Anteils pathologischer S-Cholesterin-Werte (>6,5 mmol/l): 22% innerhalb der ersten zwei Wochen nach Transplantation, dann um 50%. Grenzwerte und entsprechende Behandlungsrichtlinien müssen innerhalb der betroffenen Fachdisziplinen diskutiert und in die Behandlungsführung aufgenommen werden.

Ähnlich verhielt sich dies mit dem Serum-Spiegel von Tacrolimus, wobei hier entsprechende Schwankungen noch sehr viel länger beobachtet wurden, die stabile Einstellung des Medikaments also sehr viel mehr Zeit in Anspruch nahm.

Tabelle 7. Serum-Cholesterin (mmol/l) nach Nierentransplantation in Zeitintervallen

Zeitinter-vall (Tag post-OP)	Patienten mit Bestimmungen im Zeitintervall	Anzahl der Be-stimmungen je Patient	Mittlerer Anteil Werte > 6,5 mmol/l	Bei Patienten mit Tx-Funktion > 1 Jahr (n=106)	Tx-Verlust nach max. 90d (n=15)
	N	(MW): S-Chol.	%	n: %	n: %
0 – 7	130	2,5: 5,3	21%	103: 22%	15: 17%
8 – 14	105	1,5: 5,7	23%	84: 22%	12: 25%
15 – 30	114	2,7: 6,3	43%	88: 47%	13: 29%
31 – 89	104	3,1: 6,5	44%	81: 45%	11: 25%
90 - 182	47	3,2: 6,3	43%	34: 47%	
183 – 364	33	2,5: 6,7	54%	26: 60%	
365 – 547	29	2,6: 6,6	54%	26: 52%	
548 – 730	9	n < 10	n < 10	n < 10	

Beispielhaft lassen sich akute Nebenwirkungen der immunsuppressiv wirksamen Medikamente an ihrer Hepatotoxizität aufzeigen (S-GPT-Werte). Hier fand sich für alle Patienten bereits in der ersten Behandlungswoche ein Anteil von 16% pathologischer Bestimmungen, der in der zweiten Behandlungswoche auf 34% anstieg, um dann auf Werte zwischen 6 und 10%, entsprechend der Prävalenz chronischer Hepatitiden in der Population der Dialysepatienten auf der Warteliste, abzufallen. Erwartungsgemäß und deutlich höher waren die Anteile pathologischer Bestimmungen in der Gruppe der Patienten mit frühem Transplantatverlust bis zum 30. Behandlungstag.

Weitere wichtige Nebenwirkungen, v.a. bei Überdosierungen, betreffen die durch ein Monitoring nur schwer zu differenzierende Nephrotoxizität (differential-diagnostische Bewertung unter Berücksichtigung des Ergebnisses einer Transplantatbiopsie erforderlich), neurologische Störungen (Tremor, Sehstörungen, Lähmungen), Blutbildungsstörungen (Myelosuppression durch Azathioprin und Antilymphozytenglobulin) sowie gastrointestinale Blutungen oder Perforationen (Prednisolon). Sonstige akute Komplikationen wie z.B. ein postoperatives Durchgangssyndrom oder andere neurologische Störungen nicht (direkt) durch die immunsuppressiv wirksamen Medikamente verursacht (z.B. apoplektischer Iunsult), wurden am eigenen Patientengut nicht beobachtet.

Im Langzeitverlauf berücksichtigt werden müssen die Auslösung bzw. Verstärkung eines arteriellen Hypertonus und eines Diabetes mellitus, Neoplasien, das Wiederauftreten der Grundkrankheit sowie die Osteoporose, sei es durch einen fortbestehenden sekundären Hyperparathyreoidismus oder durch die Immunsuppression (Bestimmungen von S-Calcium, S-Phosphat und S-Parathormon).

Indikatoren der Ergebnisqualität

Als biomedizinische Indikatoren der Ergebnisqualität wurden Transplantatfunktionsraten und Patienten-Überlebensraten an verschiedenen Zeitpunkten definiert (Transplantatversagen bei definitiver Wiederaufnahme der Dialyse). Die Ergebnisse dokumentiert die Tabelle 6:

Tabelle 8. Indikatoren der Ergebnisqualität

Tage post-Tx	30	90	183	365	548
Verstorben	0	2	5	8	10
Tx-Funktionsverlust (incl. Verstorbe)	5	15	19	22	24
Pat. Mit Tx-Funktion unter Beobachtung	133	123	119	116	77
Transplantatfunktionsrate[i] (%)	96	89	86	84	82

Überlebensstatus. Von insgesamt 138 Studienpatienten mit Nierentransplantation zwischen 6/93 und 9/94 waren 13 im Transplantationsbüro bzw. in der Ambulanz bis 24.11.95 als verstorben gemeldet. Von 14 Patienten lagen am Stichtag keine aktuellen Informationen vor. Eine daraufhin durchgeführte Abfrage (bei Haus- und Dialyseärzten der Patienten) ergab in 13 Fällen unauffällige Transplantatfunktion, ein Patient war verstorben. Die Einzelfallanalyse der in unserem Kollektiv bis 18 Monate nach der Transplantation beobachteten Todesfälle (14) ließ im Hinblick auf die Ursache folgende Gruppen unterscheiden (Tabelle 9):

- Stationäre Todesfälle im direkten Zusammenhang mit der Transplantation (4, 9 und 10)
- Stationäre Todesfälle im mittelbaren Zusammenhang mit der Transplantation (5, 6, 11)
- Poststationäre Todesfälle u.U. begünstigt durch die Transplantation (1, 2, 3, 7, und 8)
- Von der Transplantationsbehandlung unabhängige Todesfälle (12, 13 und 14)

Aus der Analyse der Todesfälle ließ sich Handlungsbedarf für die Patientenversorgung sowohl in der stationären wie auch in der ambulanten prä-, peri- und postoperativen Betreuung ableiten.

Bei den im stationären Behandlungsverlauf aufgetretenen Todesfällen handelte es sich im wesentlichen um Folgen der mit der Transplantation und der immunsuppressiven Behandlung verbundenen Belastung des Kreislaufs, die bei entsprechender Vorschädigung zu letal verlaufenden Komplikationen führen kann.

---

[i] Produkt-Limit-Methode unter Berücksichtigung aller Todesfälle

Tabelle 9. Todesfallanalyse nach Nierentransplantation

Lfd.Nr.	Jahr-gang	NTx-Datum	Todesursache	ICD10	Todes datum	Tag nach NTx
	1921	28.07.93	Myokardinfarkt	I-22.9	01.09.94	400
	1925	01.09.93	Dickdarmkarzinom	C-18.7	17.10.95	784
	1931	22.12.93	Myokardinfarkt	I-22.9	04.07.95	559
	1933	30.03.94	Lungenembolie	I-26.0	23.07.94	115
	1933	08.08.93	Perf. Sigmadivertikulitis	K-57.2	20.01.95	530
	1935	30.09.93	Sepsis	A-41.9	15.02.94	138
	1935	27.12.93	Myokardinfarkt; Transplantat entfernt am 30.4.94	I-22.9	27.07.95	154
	1936	05.04.94	Myokardinfarkt	I-22.9	04.12.95	608
	1939	17.10.93	Lungenembolie	I-26.0	28.12.93	72
	1940	18.06.93	Myokardinfarkt	I-22.9	24.09.93	98
	1946	03.06.94	Mesenterialinfarkt, Sepsis	K-55.0	19.11.94	258
	1956	03.07.93	Subarachnoidalblutung	I-60.9	22.02.95	599
	1964	25.02.94	M. Crohn – Sepsis; Transplantat entfernt am 7.4.94	K-50.8	26.06.95	41
	1969	21.11.93	Verkehrsunfall	V-02.1	25.06.94	216

Auch im poststationären Verlauf stand dieser pathophysiologische Zusammenhang bei koronaren Herzerkrankungen im Vordergrund. Daneben traten drei Fälle einer durch die Immunsuppression zwar nicht verursachten, aber in ihrem Verlauf begünstigten Sepsis auf. Ähnlich ist auch der Fall 2 zu bewerten - ein direkter Zusammenhang der Immunsuppression mit der Genese des Sigmakarzinoms kann hier aufgrund des relativ kurzen Zeitintervalls nicht unterstellt werden, der weitere Verlauf der Erkrankung (rasche Metastasierung) ist aber sicherlich auch hier ungünstig beeinflußt worden. Nur in der Altersgruppe der unter 40-jährigen wurden von der Transplantation gänzlich unabhängige Todesfälle beobachtet.

Transplantatfunktion. Laborparameter lagen für den stationären und ambulanten Behandlungsverlauf von insgesamt 134 Patienten vor (bei 4 Patienten fehlten die Werte aufgrund einer fehlerhaften ID-Zuordnung).

Filtrations- und Sekretionsfunktion. Die S-Kreatininkonzentration ist von der glomerulären Filtrationsrate und (teilweise) von der tubulären Sekretionsleistung der Niere abhängig und stellt beim transplantierten Patienten ein zwar globales, aber sehr sensitives Maß der Transplantatfunktion dar. Differentialdiagnostisch müssen bei steigenden Werten und abhängig vom Zeitintervall nach der Transplantation Durchblutungsstörungen (Niereninfarkt und Tubulusnekrosen), Toxizität der immunsuppressiv wirksamen Medikamente (Cyclosporin A und Tacrolimus) und

Abflußstörungen (Harnstauungsniere) berücksichtigt werden, bei zusätzlichen Symptomen, wie z.B. Fieber und/oder Leukozytose, auch Infektionen durch Bakterien oder Pilze, Cytomegalievirus (CMV) und Pneumocystis carinii, insbesondere nach einer vorangegangenen Abstoßungsbehandlung.

Die Verdachtsdiagnose wird durch weitere Untersuchungen gesichert: Elektrolyt- und Säure-Basen-Haushalt, Kreatininclearance und Urinosmolalität, Urinstatus und -sediment gegebenenfalls Bakteriologie des Mittelstrahlurins, CMV-Antikörper, Sonographie der Transplantatniere (Hämatom, Lymphozele, Urinleck, Abszeß; Parenchymveränderungen, Ureterobstruktion und/oder vesikoureteraler Reflux, Papillennekrosen) und farbcodierte Duplex-Sonographie der versorgenden Gefäße (funktionelle oder anatomische Nierenarterienstenose, Aneurysmen, Nierenvenenthrombose), Transplantatbiopsie. Unter Umständen schließen sich weitergehende diagnostische Schritte an: Isotopenszintigramm (99m-Tc), i.v. Urogramm, Miktionszystoureterogramm (MCU), Kontrastmittel-CT und/oder Magnetresonanztomographie (MRT), Angiographie.

Das S-Kreatinin ist einfach, standardisiert und kostengünstig auch in der ambulanten Versorgung zu bestimmen und stellt einen Schlüsselparameter der Verlaufsbeobachtung nach Nierentransplantation dar. Regelmäßige Bestimmungen standen für Tag 0-30 (stationärer Aufenthalt) fast täglich, bis Tag 90 etwa jd. 4. Tag., bis Tag 180 etwa jd. 12.Tag und bis Tag 364 etwa 1x/Monat zur Verfügung.

Damit war eine zeitnahe Beobachtung der Transplantatfunktion möglich. Anzeichen für Komplikationen gab neben dem Überschreiten von Grenzwerten ein ausgeprägtes Ansteigen der Werte innerhalb eines definierten Zeitraumes sowie entsprechende Schwankungen im Verlauf. Die Werte waren in der Population bis zum Ablauf von sechs Monaten nach Transplantation kontinuierlich rückläufig, um sich dann bei 150 µmol/l, entsprechend etwa dem doppelten des mittleren bevölkerungsbezogenen Normwertes, einzupendeln. Betrachtete man die Patienten, die ein Jahr nach Transplantation ein funktionierendes Transplantat hatten, gesondert, so fand sich das Einpendeln des Wertes schon drei Monate nach Transplantation auf einem leicht niedrigeren Niveau (130-140 µmol/l). Umgekehrt zeigten die Patienten mit Transplantatverlust innerhalb der ersten drei Monate vom ersten Tag an erhöhte Werte (> 500 µmol/l).

Obwohl die S-Kreatinin-Konzentration der am häufigsten bestimmte Parameter war, waren auch hier nicht von jedem Patienten Werte für jeden beliebigen Zeitpunkt vorhanden. In der folgenden Verlaufsdarstellung wurden daher fehlende Tageswerte durch die Fortschreibung der jeweils letzten verfügbaren Bestimmung ergänzt. Bei Patienten mit Transplantatversagen wurde der maximale Kreatininwert aus dem Zeitraum ±7 Tage vor bzw. nach der Wiederaufnahme der Dialyse berücksichtigt. Auf diese Weise wurde eine Gegenüberstellung des Behandlungsverlaufs aller Patienten zu jedem Zeitpunkt möglich. Bereits um den 10. postoperativen Tag war eine signifikante Trennung des Standardfehlerbereichs der S-Kreatinin-Verläufe in der Patientengruppe mit Transplantatversagen innerhalb der ersten 90 Tage und der Gruppe der Patienten mit länger als 365 Tage funktionierendem Transplantat zu beobachten:

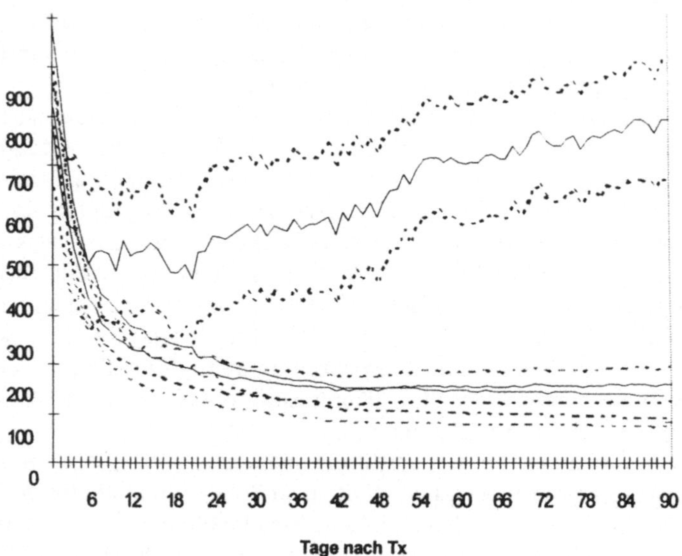

Abb.2. Mittelwerte ergänzter S-Kreatininspiegelbestimmungen Tag 0-90

An Kollektiven deutlicher und früher erkennbar wurden diese Unterschiede durch die Verwendung eines Index, der die oben erwähnte prognostische Bedeutung von Werteschwankungen berücksichtigt und im Gruppenvergleich verstärkt.

$$\mathbf{Index_d} = \frac{1}{2} \, [\Sigma \; |\text{S-Kr}_{d-x} - \text{S-Kr}_{d-x-1}| + \Sigma \, \text{S-Kr}_{d-x} - \text{S-Kr}_{d-x-1}] \; \textbf{(von x=0 bis x=8);}$$
$$\textbf{S-Kr}_d\textbf{=S-Kreatinin am Tag d}$$

Stabile Verläufe mit konstanten Werten und kontinuierlich sinkende Kreatinin-spiegel erhielten so einen Indexwert = 0, bei steigendem S-Kreatinin entsprach der Indexwert dem beobachteten Kreatininanstieg im Zeitintervall, bei Schwankungen erhöhte sich der Indexwert um den halben Betrag der registrierten Differenzen. Die Berechnung erfolgte in überlappenden 10-Tages-Intervallen, wenn mindestens ein neuer Wert im Zeitintervall vorhanden war; ersatzweise wurde der vorherige Indexwert fortgeschrieben. Bei einem Transplantatversagen wurde der maximale Indexwert bis zu einem Intervall nach dem Transplantatversagen einbezogen. Deutlich wurde der bereits im ersten 10-Tages-Intervall signifikante Unterschied der Indexwerte in der Gruppe der Patienten mit Transplantatversagen innerhalb der ersten 90 Tage und der Gruppe der Patienten mit funktionierendem Transplantat über ein Jahr.

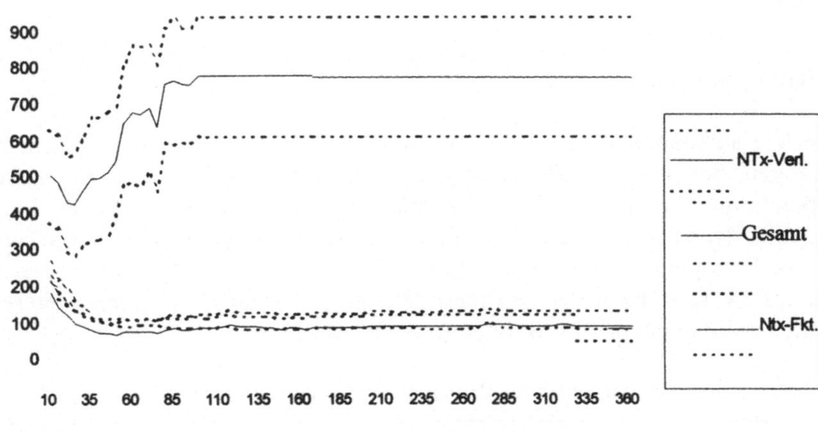

Abb.3. Kreatinin-Index nach Nierentransplantation (n=138)

Unabhängig von individuellen Behandlungsverläufen in denen das S-Kreatinin als Schlüssel-Parameter für die Überwachung und das rechtzeitige Erkennen möglicher Komplikationen dient, kann eine solche Analyse unter Berücksichtigung weiterer ergebnisrelevanter Faktoren einen sehr frühen Vergleich verschiedener Transplantationszentren, gemessen z.B. an den Resultaten eines Referenzzentrums oder an einem (flexiblen) nationalen Standard, erlauben.

Andere Funktionsparameter. Die Erythropoese kann als Maß der endokrinen Funktion des Nierentransplantats (Erythropoietin-Ausschüttung) gelten. Am Verlauf der Hämoglobin-Werte ließ sich der Therapieerfolg in dieser Hinsicht belegen: Nach anfänglichen 24% deutlich erniedrigter Hb-Werte sank der Anteil auf unter 2% nach drei Monaten mit einem funktionierenden Transplantat. Deutlich darüber und im Verlauf unbeeinflußt blieb dieser Anteil in der Gruppe der Patienten mit Transplantatverlust innerhalb der ersten drei Monate.

Ergebnisse bei Lebertransplantationen

Studienpopulation

In die Verlaufsbeobachtung der Studie wurden Patienten ab dem 18. Lebensjahr einbezogen, bei denen im Zeitraum vom 01.06.1993 bis 28.02.1995 eine Lebertransplantation ohne gleichzeitige Transplantation eines weiteren Organs durchgeführt wurde (n =118). Bei 22 dieser Patienten wurde zwischen Tag 1 und Tag 286 nach der Erstoperation eine Retransplantation erforderlich (davon nur drei Fälle später als 14 Tage nach der Ersttransplantation; Median: 4,5 Tage), weitere drei Patienten mußten ein drittes Mal transplantiert werden.

Tabelle 10. Fallstrukturvariablen bei Patienten nach Lebertransplantation

Variable		Gesamtgruppe (n=118)	Überlebende (n=76)	Verstorbene (n=42)
Empfängergeschlecht	Anteil männlich	52,5%	54,0%	50,0%
Empfängeralter	[Jahre]	45,9	44,7	48,1
	Anteil < 30	15,5%	14,5%	17,5%
	Anteil 30 - <45	29,3%	35,5%	17,5%
	Anteil 45 - <60	43,1%	43,4%	42,5%
	Anteil $\geq$60	12,1%	6,6%	22,5%
Schulbildung (n=72)	bis 8 Jahre	31,9%	34,0%	28,0%
	9-10 Jahre	31,9%	36,2%	24,0%
	mehr als 10 Jahre	36,1%	29,8%	48,0%
High Urgency Tx	Anteil	17%	18,4%	14,3%
Grunddiagnose	Hepatitiden	28%	29%	26%
	PBC / PSC	17%	20%	12%
	Tumoren	16%	9%	29%
	Akutes Leberversagen	11%	12%	10%
	Sonstige	28%	30%	24%
BMI [kg/m2]	MW ±STDV	23,0 ±3,1	23,1 ±2,9	22,6 ±3,5
	Anteil <20	15,2%	11,8%	21,4%
	Anteil $\geq$25	24,6%	23,7%	26,2%
Score der Leberfunktion[i]	Mittelwert	7,3	7,1	7,8
	Anteil > 5	88%	86%	93%
	Anteil > 6	76%	70%	89%

[i] [Wertebereich 3-9], letzte verfügbare Bestimmung max.182 Tage vor Tx (n=92)]

Bei 20 der 118 Studienpatienten (17%) wurde in einem akut lebensbedrohlichen Zustand eine Notfalltransplantation durchgeführt. Diese Patienten waren vor ihrer Behandlung nicht auf der Warteliste gemeldet - entsprechend lagen für sie keine präoperativ erhobenen Parameter vor. Die Analyse der Daten erfolgte analog dem Vorgehen bei der Nierentransplantation.

Fallstrukturvariablen

Soziodemographische Charakteristika. Zur Charakterisierung der Fallstruktur wurden Geschlecht, Alter, Sozialstatus, gemessen an der Variable "Schulbildung", der Body-Mass-Index (BMI), die Grunderkrankung und die Blutgruppe herangezogen. Bei gleicher Geschlechtsverteilung war im Hinblick auf das Alter ein deutlich besseres Ergebnis in der Gruppe der 30 bis unter 45-jährigen Patienten (in der Regel gutartige Erkrankungen, relativ kompensiertes Zirrhosestadium oder akutes Leberversagen) zu beobachten, während die Überlebensrate in der Gruppe der 60 und mehr Jahre alten Patienten (häufig nicht gutartige Neubildungen, i.d.R. als Folge einer chronischen Leberkrankheit, weit fortgeschrittene Krankheitsstadien) deutlich reduziert war.

In der Kategorie sonstiger Erkrankungen fanden sich vier Patienten mit einer fortgeschrittenen alkoholtoxischen Leberzirrhose, von denen drei im Beobachtungszeitraum verstorben sind. Unter den Patienten mit einem akuten Leberversagen (ALV) waren 4 Fälle mit einer fulminanten oder subakuten Hepatitis (1 Patient nach HAV-, 3 Patienten nach HBV-Infektion), 3 Fälle nach Medikamentenintoxikation, 3 Fälle eines akuten Budd-Chiari-Syndroms, 3 Fälle unklarer Ursache und 2 Fälle nach einer Knollenblätterpilzvergiftung. Ferner wurden folgende Erkrankungen durch eine Lebertransplantation behandelt: (Diagnosen histologisch bestätigt) kryptogene Zirrhosen (n=8), Autoimmunhepatitiden (n=5), (chronisches) Budd-Chiari-Syndrom (n=3), Haemochromatose (n=2), Leberechinococcose (n=1), Glycogenose (n=1), Hämangiomatose (n=1) und Karoli-Syndrom (n=1).

Die Schulbildung der Patienten als Maß für ihren sozialen Status ließ keinen gerichteten Einfluß im Hinblick auf die Überlebenswahrscheinlichkeit erkennen (hier standen Daten nur von 72 präoperativ befragten Patienten zur Verfügung). Ein augenfällig hoher Anteil von Patienten mit über 10 Jahren Schulbildung in der Gruppe der Verstorbenen war statistisch nicht signifikant.

Risikofaktoren, Krankheitsstadium, Begleiterkrankungen. Bestätigt wurden die Überlegungen zum Behandlungsrisiko durch eine entsprechende Tendenz der Verteilungen nach Grunderkrankung und des (präoperativen) BMI (höherer Anteil der Patienten mit BMI < 20 kg/m² in der Gruppe der Verstorbenen als Hinweis auf ein fortgeschrittenes Krankheitsstadium). Dennoch ist der BMI nur ein grobes indirektes Maß des Stadiums der Leberinsuffizienz, Aszites und Oedeme können das Ausmaß der Kachexie verschleiern.

Aussagekräftiger ist hier ein einfacher und standardisiert zu erhebender Index aus bestimmten Parametern der Leberfunktion (Synthese- und Exkretionsleistung). Berücksichtigt wurden der Quick-Wert (%), das S-Albumin (g/l) und das S-Bilirubin (µmol/l), modifiziert nach der auch klinische Parameter wie Aszites und Enzephalopathie einbeziehenden Child-Turcotte-Klassifikation.

Innerhalb festgelegter Grenzen wurde ein Punktwert zugeordnet[i], der die Restfunktion des Organs anzeigte. Während die Mittelwerte der letzten verfügbaren Bestimmung vor der Transplantation sich nicht unterschieden, zeigte sich der Zusammenhang mit dem Transplantationsergebnis am Anteil der Patienten mit einem Score-Wert >6 (d.h. mit pathologischen Werten in allen drei Parametern oder ausgeprägten Veränderungen in mindestens zwei Parametern) relativ deutlich: er betrug in der Gruppe der Verstorbenen 89%, in der Gruppe der Überlebenden 70%.

Begleiterkrankungen stehen i.d.R. im Zusammenhang mit der Grunderkrankung und sind in ihrer Zahl und Ausprägung ebenfalls ein indirektes Maß des Krankheitstadiums. Häufigste Folge der chronischen Leberkrankheit mit Zirrhose ist die portale Hypertension. In direktem Zusammenhang damit folgen Oesophagusvarizen, das Hyperspleniesyndrom bzw. die einfache Splenomegalie, die portocavale Enzephalopathie und schließlich die Pfortaderthrombose, letztere zwar insgesamt selten, aber vor allem deshalb bedeutsam, weil sie häufiger mit Komplikationen im postoperativen Verlauf verbunden ist,. in einigen Transplantationszentren sogar als Ausschlußkriterium gilt.

In diesem Zusammenhang ist es ebenso wichtig, das Vorhandensein eines hepatorenalen Syndroms zu berücksichtigen. Weitere Erkrankungen spielten - im Gegensatz zu den Patienten mit einem chronischen Nierenversagen - nur eine untergeordnete Rolle (Hypertonie und koronare Herzkrankheit, n=5), andere werden als begleitende Symptome der Grunderkrankung (Cholangitiden bei PSC, Aszites) behandelt. Eine gesonderte Erfassung erscheint hier nicht notwendig.

Die Grunderkrankung des Patienten, ihre Folgen und die Restfunktion des Organs stellen Merkmale der Fallstruktur, Indikationskriterien und Risikofaktoren gleichzeitig dar. Die Indikation zur Lebertransplantation bewegt sich häufig an der Grenzlinie zwischen der Entscheidung für oder gegen die Durchführung eines solchen Eingriffes. Diese Linie läßt sich aufgrund der vielen und zu einem Teil auch nicht vorhersehbaren Variationen im Behandlungsverlauf auch nicht individuell und eindeutig festlegen, deutlich wurde aber, daß das Behandlungsergebnis entsprechend beeinflußt wird.

---

[i]   Score der Leberfunktion (Synthese- und Exkretionsleistung), vereinfacht nach Child-Turcotte (Punktbewertung: 3 = gut kompensiert, 9 = dekompensiert):

Punkte:	1	2	3
S-Albumin (g/l)	> 35	28-35	< 28
S-Bilirubin (µmol/l)	< 34	34-51	> 51
Quick-Wert (%)	> 70	40 – 70	< 40

Tabelle 11. Wichtige Begleiterkrankungen bei Patienten vor Lebertransplantation

Diagnose	ICD-9-Code	Häufig-keit	Diagnose	ICD-9-Code	Häufig-keit
Portale Hypertension	572.3	51	Diabetes mellitus	250	7
Oesophagusvarizen	456.0-456.2	48	Pfortaderthrombose	452.0	5
Hyperspleniesyndrom + Splenomegalie	289.4 + 789.2	24	Hepatorenales Syndrom	572.4	4
Enzephalopathie	572.2	11	Sonstige		23

Krankheits- und Behandlungsverlauf vor Transplantation. Bei den Patienten unserer Stichprobe war die relativ hohe Operationsprävalenz auch für nicht in einem direkten Zusammenhang mit der Grunderkrankung stehende Eingriffe (Tonsillektomie, Hernienverschluß, Appendektomie, Hysterektomie) auffällig, v.a. aber für die in der Anamnese der PBC typischen Cholezystektomie.

Eine biliodigestive Anastomose (bei PSC) und die Anlage eines intraabdominalen venösen (portocavalen) Shunts stellen hingegen chirurgische Maßnahmen zur Verbesserung der Situation bei noch ausreichender Restfunktion der Eigenleber dar. Operationen an der Leber selbst dienten meist dem Versuch der Resektion einer bösartigen Neubildung (hepatozelluläre Karzinome), zwei Patienten hatten eine Transplantation, die länger als ein Jahr zurück lag. Bei "anderen Operationen in der Bauchregion" handelte es sich um explorative Laparotomien (Tab. 12).

Prozeßvariablen

Bei 70 der 118 Studienpatienten wurden an 2.767 stationären Behandlungstagen (im Mittel 40) alle am Patienten durchgeführten medizinischen Leistungen und Ergebnisse klinischer, laborchemischer und apparativer Untersuchungen erfaßt. Eine vollständige Dokumentation von mindestens 21 Verlaufstagen bzw. bis zum Versterben des Patienten lag für insgesamt 1.318 Behandlungstage vor (für den Zeitraum der Tage 1-90 nach der Transplantation insgesamt 2.573 dokumentierte Behandlungstage). Die Untersuchung schloß 47 Fälle mit einem funktionierenden Transplantat und 19 Todesfälle ein. Sie bildeten die Referenzgruppe für die folgende Analyse der Daten, die eine Auswahl wesentlicher Parameter für die Beobachtung des Behandlungsverlaufs begründen soll (Tabelle 13).

Tabelle 12. Operative Eingriffe bei Patienten vor Lebertransplantation

Art des Eingriffes	IKPM-Code	n
Operationen an endokrinen Drüsen	5-06-5-07	1
Operationen an den Augen	5-08-5-16	2
Operationen an den Ohren	5-18-5-20	1
Operationen an Gaumen und Rachenmandeln	5-28	21
Operationen an Lunge und Bronchus	5-32-5-34	3
Operationen am Herzen	5-35-5-37	1
Operationen an den Blutgefäßen, davon	5-38-5-39	5
Anlegen eines intraabdominalen venösen Shuntes	5-391	2
Splenektomie	5-413	2
Inzision, Excision und Resektion am Magen	5-43	2
Incision, Excision, Resektion und Anastomose an Dünn- und Dickdarm	5-45	2
Andere Operationen an Dünn- und Dickdarm	5-46	1
Operationen an der Appendix	5-47	18
Operationen am Rektum	5-48	1
Operationen an der Leber, davon	5-50	7
Lokale Excision und Destruktion von erkranktem Gewebe der Leber	5-501	2
Anatomische Leberresektion	5-502	3
Lebertransplantation	5-504	2
Operationen an Gallenblase und Gallenwegen, davon	5-51	12
Cholezystektomie	5-511	10
Biliodigestive Anastomose	5-512	2
Operationen am Pankreas	5-52	1
Verschluß abdominaler Hernien	5-53	9
Andere Operationen in der Bauchregion	5-54	9
Operationen an den Harnorganen	5-55-5-59	2
Operationen an den männlichen Geschlechtsorganen	5-60-5-64	3
Operationen an den weiblichen Geschlechtsorganen	5-65-5-71	10
Geburtshilfliche Operationen	5-72-5-75	5
Operationen an den Bewegungsorganen	5-78-5-86	7
Operationen an der Mamma	5-87-5-88	2
Sonstige		4

Tabelle 13. Indikatoren der Prozeßqualität bei Lebertransplantationen

Variable		Gesamtgruppe (n=118)	Überlebende (n=76)	Verstorbene (n=42)
		n: MW (Min.-Max.)	n: MW (Min.-Max.)	n: MW (Min.-Max.)
Wartezeit	[Tage]	118: 132 (2-420)	-	-
Ischämiezeit	[min]	61: 544 (125-1071)	44: 525 (125-1071)	17: 593 (229-920)
Operationsdauer	[min]	65: 402 (165-630)	46: 397 (165-630)	19: 415 (230-580)
Blutverbrauch bei Tx	[Beutel]	58: 10,7 (2-29]	40: 9,8 (2-29)	18: 12,8 (2-22)
Blutverbrauch bis 7 Tage nach Tx		66: 4,2 (0-22)	47: 3,4 (0-17)	19: 6,2 (0-22)
Stationäre VWD nach Tx (n=118)	n: [Tage] >63Tage	118: 48 (3-229) 22%	76: 48 (19-229) 20%	42: 49 (3-215) 26%
nach Altersgruppen:				
< 30J (n=18)		17%		
30-45J (n=34)		21%		
45-60J (n=50)		24%		
$\geq$60J (n=14)		29%		
nach Diagnose:				
Hepatitiden (n=33)		21%		
PBC / PSC (n=20)		20%		
Tumoren (n=19)		12%		
ALV (n=13)		46%		
Sonstige (n=33)		18%		
Tage auf der Intensivstation (n=64)	[Tage] >24Tage	22 (3-113) 28%	18 (3-79) 21%	33 (4-113) 47%
Spendergeschlecht	männlich	63,6%	68,4%	54,8%
Spenderalter	[Jahre] > 60 Jahre	35,6 5,1%	33,8 3,9%	38,9 7,1%

Indikation und Management der Warteliste. Die durchschnittliche Meldedauer der transplantierten Patienten auf der Warteteliste des Transplantationszentrums Hannover betrug für das untersuchte Kollektiv 132 Tage mit einer großen Varianz (2-420 Tage) in Abhängigkeit von der Blutgruppe (AB mit den kürzesten Wartezeiten) und der Grunderkrankung (elektive Indikationsstellung bei einer Patientin mit monströser Zystenleber und Blutgruppe 0). Während des Studienzeitraumes waren vier Patienten, die nicht rechtzeitig behandelt werden konnten, auf der Warteliste verstorben.

Organqualität und Management der Organentnahme

Alter des Spenders. Nach Literaturangaben findet sich, wie auch bei der Nierentransplantation, bei einem Alter des Organspenders von über 60 Jahren eine signifikant schlechtere Funktionsrate, insbesondere in der Frühphase nach Transplantation (sogenannte INF-Rate = Initiale Nicht-Funktion). In dem hier beobachteten Kollektiv betrug der Anteil der Empfänger von Organen über 60-jähriger Spender 5,1% im Gesamtkollektiv, 3,9% bei den Überlebenden und 7,1% bei den Verstorbenen. Aufgrund der geringen Fallzahlen läßt sich hieraus kein Trend ableiten, weitere Beobachtungen sind notwendig, um Leitlinien für die Selektion möglicher Organspender und die Auswahl des Organempfängers entwickeln zu können.

Kalte und warme Ischämiezeit. Abhängig von Transport- Organisations- und Operationszeiten liegt die hier dokumentierte Ischämiezeit der Transplantate im Mittel bei 544 Minuten und schwankt zwischen 125 (nach Organentnahme in der MHH selbst) und 1.071 Minuten. Literaturangaben zufolge sind keine Unterschiede in der Transplantatfunktion zu erwarten, wenn die Ischämiezeit unter zehn Stunden beträgt. Diese Grenze wurde hier zwar nur im Mittel eingehalten, dennoch zeigte der Gruppenvergleich keine auffälligen (signifikanten) Unterschiede.

Sonstige. Weitere, zunächst in der Auswahlliste aufgeführte Faktoren, sind, wie schon bei der Nierentransplantation diskutiert, bereits etablierte Selektionskriterien, so daß Auffälligkeiten bei den realisierten Transplantationen nicht beobachtet werden konnten (z.B. letzte S-Transaminasen vor der Organentnahme, Pathologica in der Transplantatbiopsie), sie entsprechen starken Schwankungen unterliegenden Verlaufsparametern ohne prognostischen Wert im Hinblick auf die Transplantatfunktion (Dauer des Kliniksaufenthaltes vor der Explantation, RR zum Zeitpunkt der Explantation) oder sie werden im Zusammenhang mit den durch sie beeinflußten Prozeßdaten diskutiert. Die HLA-Kompatibilität spielt bei der Lebertransplantation für die Zuordnung des Transplantats keine Rolle. In fünf Notfällen mußten blutgruppeninkompatible Organübertragungen vorgenommen werden, drei dieser Patienten haben überlebt.

Behandlungsdauer und besondere Maßnahmen (Beatmung, Dialyse). Die stationäre Verweildauer nach Lebertransplantation lag im Mittel bei 48 (13-229) Tagen. 78% aller Fälle konnten innerhalb der im Rahmen der Fallpauschale festgelegten Grenzverweildauer (64 Tage) behandelt werden. Der durchschnittliche Aufenthalt auf der Intensivstation (22 Tage) blieb ebenfalls in den Grenzen des durch die Fallpauschale abgedeckten Zeitraums (24 Tage): 72% der Patienten konnten innerhalb dieser Zeitspanne verlegt werden (oder verstarben). Komplizierte, und letztlich erfolglose Behandlungsverläufe bestimmten durch einen entsprechend längeren Intensivverlauf die Ausprägung des Mittelwertes: Die mittlere Aufenthaltsdauer lag hier bei 33 (4-113) Tagen, 47% der Patienten verbrachten mehr als 24 Tage auf der Intensivstation. Ein Zusammenhang mit der Grunderkrankung oder dem Alter ließ sich an unserem Kollektiv nicht nachweisen.

Operatives Vorgehen. Die Operationszeiten der dokumentierten Transplantationen lagen im Mittel bei 402 (165-630) Minuten. Die Variation wurde dabei im wesentlichen vom Status des Empfängers (Voroperationen, Ausgeprägung des Umgehungskreislaufs z.B. bei Pfortaderthrombose, Größe und Blutungsneigung der Eigenleber z.B. bei der Hämangiomatose), d.h. der für die Explantation der Eigenleber notwendigen Zeit sowie dem Einsatz eines extrakorporalen venösen Bypass bestimmt. Anatomische Besonderheiten bei Gefäß- und Gallengangsanastomosen hatten keinen relevanten Einfluß auf die Operationsdauer. Sie zeigte auch insgesamt keine Auswirkungen auf das spätere Transplantationsergebnis. Die Anzahl verabreichter Blutkonserven innerhalb der ersten sieben Behandlungstage ließ erwartungsgemäß einen Unterschied in den nach Überlebensstatus getrennten Patientengruppen erkennen.

Komplikationen

Operative Komplikationen. An operativen und behandlungsassoziierten Komplikationen wurden beobachtet: Hämatothorax, intra- und extrahepatisches Hämatom, Galleleck mit Choleperitoneum, Gallenwegsobstruktion und Cholangitis, Pankreatitis, Thrombose der A.hepatica und Ruptur der Milzarterie. Ein intraabdominaler Abszeß, andere Peritonitisformen oder Fistelbildung, ein Ileus, eine Arteriitis, eine Pfortaderthrombose oder Thrombose der Lebervenen wurden nicht registriert. Abgesehen von den bereits erwähnten Retransplantationen wurden insgesamt 16 Reoperationen innerhalb der ersten 21 Tage nach Lebertransplantation bei 66 Patienten durchgeführt. Anlaß waren vor allem Blutungs- und Gallenwegskomplikationen. Zusätzlich wurde dreimal ein Tracheostoma bei Langzeitbeatmung angelegt. Ein möglicher Zusammenhang mit operativen Besonderheiten ließ sich aufgrund der niedrigen Fallzahl nicht nachweisen. Gravierende Probleme im postoperativen Verlauf wurden vor allem durch infektiöse Komplikationen verursacht.

Immunologische Komplikationen und Infektionen. Abstoßungsreaktionen stellen auch bei der Lebertransplantation eine bedeutsame Ursache für den Transplantatverlust dar. Auch hier ist die frühe Diagnostik entscheidend, um rechtzeitig therapeutische Maßnahmen einleiten zu können. Wichtige Hinweise gibt das Ergebnis der histopathologischen Untersuchung einer Gewebeprobe. An den beobachteten Fällen wurden innerhalb der ersten 21 Behandlungstage insgesamt 41 Biopsien durchgeführt, davon waren 36 ohne pathologischen Befund.

Virale und bakterielle Infektionen bis hin zur Sepsis waren die häufigsten Komplikation im Behandlungsverlauf. Erhöhte Leukozytenzahlen (>12 Tsd/µl) traten im postoperativen Verlauf bei mehr als der Hälfte der Bestimmungen zwischen dem 8. und 14. postoperativen Tag auf. Neben unspezifischen Reaktionen spielten bakterielle Infektionen (Enterokokken, Staphylokokken, selten Pseudomonas), Virusinfekte (HSV-Pneumonie, frische oder reaktivierte CMV-Infektionen), sowie ein lokaler oder generalisierter Pilzbefall (Candida) eine Rolle.

Abhängig von der klinischen Symptomatik leiteten Antibiogramme aus Blutkulturen das therapeutische Procedere. Unterschiede in den Patientengruppen

(Verstorbene bzw. Überlebende > 300 Tage) ließen sich in der Frühphase nicht nachweisen zeigten aber signifikante Unterschiede nach dem 14. Behandlungstag. Dies gilt ebenso für pathologisch erniedrigte Leukozytenzahlen (<3,5 Tsd/µl). Wie auch bei der Nierentransplantation handelt es sich im wesentlichen um Folgen der immunsuppressiv wirksamen Medikamente bei intensiver, aber letztlich erfolgloser Abstoßungsbehandlung. Im Langzeitverlauf (mehr als ein Jahr nach Transplantation) werden auffällige Leukozytenzahlen nur noch selten beobachtet, bei fast 10% der Patienten persistieren aber Werte unterhalb des Normbereichs.

Tabelle 14. Leukozytenzahl (Tsd/µl) im Vollblut nach LTx in Zeitintervallen

Zeitintervall (Tage post-Tx)	Patienten mit Bestimmung im Intervall (n zu Beginn des Zeitintervalls)	mittlere Anzahl von Bestimmungen je Patient	Anteil Best. >12Tsd / <3,5Tsd.	Überlebende > 300 Tage (n=74)	Verstorbene (nach max. 90 Tagen) n=24
	n	k	%> / %<	n: %> / %<	n: %> / %<
0 – 7	97 (112)	7,7	37 / 4	64: 40 / 5	22: 29 / 4
8 – 14	96 (112)	6,8	54 / 1	63: 56 / 1	21: 57 / 1
15 – 30	95 (109)	13,3	31 / 6	64: 29 / 5	19: 40 / 1
31 – 89	83 (97)	20,2	15 / 14	62: 12 / 13	8: 40 / 20
90 - 182	76 (88)	8,1	4 / 9	65: 4 / 8	
183 - 364	76 (82)	6,1	6 / 8	69: 5 / 8	
365 - 547	52 (69)	3,2	2 / 9	52: 2 / 9	

Die regelmäßige Überwachung der Leukozytenzahlen und die Analyse eines bestimmten Wertes im Gesamtverlauf stellt auch hier einen wichtigen Parameter vor allem der stationären Behandlungsführung nach der zweiten Woche dar. Analog zu den bei der Nierentransplantation aufgestellten Kriterien kann die Bewertung nach etwa folgenden Kategorien erfolgen und das diagnostische und therapeutische Procedere leiten:

- unbedenkliche, reaktive Leukozytose, durch Kortikosteroide stimuliert
- Hinweis auf behandlungsbedürftigen Infekt unter Immunsuppression vor allem bei entsprechender Disposition, z.B. nach Anlage einer Hepaticojejunostomie (Anamnese, klinische Untersuchung, weitere Diagnostik, insbesondere mikrobiologische Untersuchungen).

Eine Besonderheit bei der Lebertransplantation stellt die Infektion des Transplantats bei Hepatitis B (mit/ohne HDV) bzw. Hepatitis-C Virusträgern dar. Sie ist bei letzteren die Regel (Anti-HCV-Ak und HCV-RNA positiv), die Serumtransaminasen GOT und GPT können bei Werten zwischen 30 U/l und 100 U/l dauerhaft erhöht bleiben, die Patienten entwickeln aber nach unseren Beobachtungen und allgemeinen Literaturangaben unter Immunsuppression keine Transplantatzirrhose.

Anders ist dies bei der Hepatitis-B Virusinfektion - ohne therapeutische Maßnahmen führt die Infektion des Transplantats in einem hohen Prozentsatz und mit
rascher Progredienz zur Zirrhose. Nach europäischem Konsens ist die Behandlung
der aktiven Hepatitis-B-Infektion (HBsAg +) durch eine Transplantation den Zentren vorbehalten, denen im Rahmen klinischer Studien entsprechende Behandlungsmöglichkeiten zur Verfügung stehen (z.B. Nucleosidanaloga).

Auffällig waren in unserem Patientenkollektiv ferner neu aufgetretene Hepatitis-
B-Infektionen nach einer Transplantation aus anderer Ursache (n=3) und bei sicher
(mehrfach) negativem Serostatus vor der Transplantation (HBsAg, anti-HBs-Ak,
anti-HBc-Ak und HBV-DNA negativ). In einem Fall war die Übertragung durch
einen HBs-Ag negativen, aber anti-HBc-Ak positiven Spender zu erklären. Der bei
ihm als Zustand nach HBV-Infektion zu wertende Serostatus bedeutete nicht die
Abwesenheit des Virus. Unter Immunsuppression ist es dann zu einer Reaktivie-
rung der Infektion gekommen. Theoretisch gab es für die anderen beiden Fälle, in
denen die Spender ebenfalls einen negativen Serostatus aufwiesen, die Möglichkeit
einer Infektion durch verabreichte Blutkonserven (selten, aber möglich) oder andere Infektionswege unabhängig von der Behandlung. Als Konsequenz aus diesen
Beobachtungen werden alle Patienten an unserem Zentrum vor der Transplantation
gegen HBV-Infektionen geimpft.

Nebenwirkungen der immunsuppressiv wirksamen Medikamente. Der Einsatz der
immunsuppressiv wirksamen Medikamente Cyclosporin, Prednisolon, Tacrolimus,
Azathioprin, Antilymphozytenglobulin etc. ist auch bei der Lebertransplantation
mit unterschiedlichen, z.T erst im Langzeitverlauf relevanten Nebenwirkungen
verbunden. Unter Berücksichtigung der Folgen eines abstoßungsbedingten Transplantatversagens tritt ihre Bedeutung während der Frühphase der Behandlung in
den Hintergrund. Daten aus dem ambulanten Behandlungsverlauf zeigten, mit
Ausnahme des schwieriger einstellbaren Tacrolimusspiegels im Zeitintervall des
90.-180. Behandlungstages, eine relative Stabilität der gemessenen Werte innerhalb des therapeutischen Bereichs. Entsprechend wurden Toleranzgrenzen für
Abweichungen formuliert.

Indirekt ließen sich Nebenwirkungen der immunsuppressiv wirksamen Medikamente an ihrer Nephrotoxizität aufzeigen (S-Kreatinin-Werte). Abzüglich der
Fälle mit einem hepatorenalen Syndrom (n=4) fand sich für alle Patienten bis zum
14. Behandlungstag ein Anteil pathologischer Bestimmungen (> 175 µmol/l bzw. 2
mg/dl) von 35%, der auch im Langzeitverlauf noch bei 18% lag. Deutlich höher
und außerdem steigend war dieser Anteil bei den Verstorbenen, wobei hier allerdings auch andere Ursachen der Nierenisuffizienz eingeschlossen wurden (inkl.
Multiorganversagen als letztliche Todesursache). Eine differentialdiagnostische
Bewertung unter Berücksichtigung sonstiger Komplikationen im Behandlungsverlauf war daher erforderlich. Im Langzeitverlauf berücksichtigt werden müssen, wie
auch nach Nierentransplantation die Auslösung bzw. Verstärkung eines arteriellen
Hypertonus, eines Diabetes mellitus und bösartiger Neubildungen.

Tabelle 15. Kreatinin im Serum nach LTx in Zeitintervallen

Zeitintervall (Tage post Tx)	Patienten mit Bestimmung im Intervall (n zu Beginn des Zeitintervalls)	Mittlere Anzahl von Bestimmungen je Patient	MW der invividuellen Intervallmittelwerte / Anteil >120µmol/l	Überlebende >300 Tage (n=74)	Verstorbene (nach max. 90 Tagen) n=24
	N	k	MW / %	n: MW / %	n: MW / %
0 – 7	112 (112)	7,3	123 / 35	74: 122 / 32	24: 133 / 47
8 – 14	109 (112)	5,8	122 / 35	73: 115 / 30	22: 150 / 51
15 – 30	107 (109)	10,7	115 / 29	74: 108 / 25	19: 142 / 45
31 – 89	88 (97)	18,1	106 / 21	67: 103 / 19	8: 148 / 48
90 - 182	76 (88)	9,0	106 / 23	64: 103 / 22	
183 – 364	78 (82)	7,4	121 / 31	71: 109 / 27	
365 – 547	57 (69)	3,1	101 / 18	57: 101 / 18	

Ergebnisvariablen

Überlebensstatus. Bei 118 Patienten nach Lebertransplantation zwischen 6/93 und 2/95 wurden bis zum Stichtag (20.12.95) insgesamt 42 Todesfälle registriert: 32 im stationären Behandlungsverlauf nach der Transplantation, 10 weitere Fälle unter 83 Patienten, die zur Nachbetreuung im Datensatz der Transplantationsambulanz erfaßt waren. Um eine größtmögliche Fallzahl zu erreichen, wurden Transplantationen bis Februar 1995 berücksichtigt. Deshalb waren nicht für alle 118 Patienten Beobachtungszeiten von einem Jahr bzw. 18 Monaten möglich: 111 Patienten wurden ein Jahr beobachtet, in 89 Fällen lag der Transplantationszeitpunkt am Stichtag mehr als 548 Tage zurück.

Tabelle 16. Überlebensstatus nach Lebertransplantation (n = 118)

Zeitpunkt (Tage nach LTx):	14	30	90	183	365	548
Anzahl zum genannten Zeitpunkt:						
- zensierte Beobachtungen	0	0	0	0	7	29
- verstorben	5	18	27	33	40	42
- Pat. mit Re-Tx	19	19	20	21	22	22
- überlebende Patienten	113	100	91	85	71	47
Überlebensrate (Produkt-Limit-Methode)	96%	85%	77%	72%	66%	64%

Tabelle 17. Todesfallanalyse nach Lebertransplantation

Lfd.-Nr.	Jahrgang	LTx_Dat	T_Ursache	T_Datum	LTx_d
1.	1925	31.03.1994	Herz-Kreislauf-Versagen	27.09.1994	180
2.	1928	28.02.1995	Pneumonie, Multiorganversagen	03.04.1995	34
3.	1932	23.12.1993	Bakterielle Sepsis	10.01.1994	18
4.	1932	13.01.1994	Pilzsepsis	04.02.1994	22
5.	1932	28.12.1994	Multiorganversagen	02.03.1995	64
6.	1932	07.10.1993	Pilzsepsis	15.02.1994	113
7.	1933	21.07.1993	CCC-Rezidiv	02.09.1994	408
8.	1933	05.09.1994	Nekrot. Pankreatitis nach ERCP	29.06.1995	297
9.	1933	25.09.1994	Pilzsepsis	10.11.1994	46
10.	1934	07.07.1994	Bakterielle Sepsis	30.07.1994	23
11.	1934	28.09.1994	HCC-Metastasen	02.04.1995	186
12.	1936	06.07.1993	CCC-Rezidiv	29.12.1993	176
13.	1938	06.10.1994	Virusinfektion, Hirntod	21.10.1994	15
14.	1938	01.04.1995	Bakteriele Sepsis, Lungenversagen	13.05.1995	427
15.	1938	02.09.1994	Bakterielle Sepsis	09.09.1994	7
16.	1941	19.07.1993	Pilzsepsis	05.08.1993	17
17.	1941	27.09.1994	Hämorrhagie, Pilzinfektion	23.10.1994	26
18.	1942	18.09.1994	Akute Abstoßung, MOV	21.09.1994	3
19.	1943	04.02.1995	Blutungskomplikation	01.03.1995	25
20.	1943	29.11.1994	Bakterielle Sepsis	30.11.1994	137
21.	1944	02.03.1994	Bakterielle Sepsis	04.04.1994	33
22.	1945	06.09.1993	Bakterielle Sepsis	22.09.1993	16
23.	1945	14.07.1993	Salmonellensepsis		376
24.	1946	08.08.1994	Bakterielle Sepsis, Lungenversagen	01.09.1994	24
25.	1946	17.05.1994	Pilzsepsis	30.07.1994	74
26.	1947	08.02.1994	Herz-Kreislauf-Versagen	22.03.1994	42
27.	1948	24.05.1994	Herz-Kreislauf-Versagen	24.08.1994	92
28.	1949	29.07.1994	Hirninfarkt	06.05.1995	281
29.	1949	07.10.1994	Herz-Kreislauf-Versagen		293
30.	1950	30.06.1993	Gastrointestinale Blutung	13.07.1993	13
31.	1950	09.08.1994	Bakt. Sepsis, hämorrh. Schock	19.08.1994	10
32.	1950	30.07.1994	Hirntod	15.08.1994	16
33.	1951	12.03.1994	Chronische Abstoßung	03.10.1994	205
34.	1955	31.05.1994	Akute Abstoßung	08.06.1994	8
35.	1952	06.09.1993	Viraler Infekt	22.11.1993	77
36.	1964	11.03.1994	Bakterielle Sepsis	11.07.1994	122
37.	1964	23.07.1994	HCC-Rezidiv	28.05.1995	309
38.	1965	12.08.1994	Bakterielle Sepsis	07.09.1994	26
39.	1966	18.12.1993	Bakterielle Sepsis	29.01.1994	23
40.	1968	05.11.1993	Bakterielle Sepsis	03.01.1994	59
41.	1970	02.12.1994	Pilzsepsis	27.08.1995	286
42.	1976	17.02.1995	Bakterielle Sepsis	07.03.1995	18

18 der insgesamt 40 während des ersten Jahres registrierten Todesfälle (45%) entfielen auf die ersten 30 postoperativen Tage, 27 (entsprechend 67,5%) auf die ersten 90 Tage. Die Überlebensraten reduzierten sich von Tag 30 bis Tag 365 von 85% auf 66%. Häufigste Todesursache waren letztlich in ein Multiorganversagen mündende septische Infektionen durch Bakterien (E.coli, Staph.aureus, koagulasenegative Staphylokokken, Bacteroides, Pneumokokken und P.aeruginosa, n=18), Candida (n=7) oder den Cytomegalie-Virus (n=2). Zwei Drittel dieser Fälle traten in den ersten drei Behandlungsmonaten auf. Daneben waren v.a. bei älteren Patienten Herz-Kreislauf-Versagen (n=5) sowie eine rasch progrediente Metastasierung bösartiger Neubildungen (hepatozelluläre und cholangiozelluläre Karzinome) für den Tod verantwortlich (n=4). An sonstigen Ursachen (n=6) wurden eine gastrointestinale Blutung, ein hämorrhagischer Schock mit Verbrauchskoagulopathie, ein ausgedehnter Hirninfarkt unklarer Ursache, ein Hirntod sowie zwei Fälle akuter und ein Fall chronischer Abstoßungsreaktionen beobachtet (siehe Tabelle 15).

Transplantatfunktion. Laborwerte lagen für den stationären und ambulanten Behandlungsverlauf von insgesamt 112 Patienen vor (fehlerhafte ID-Zuordnung in 6 Fällen). Die Analyse der Laborparameter gliederte sich in drei Gruppen:

- Parameter, die Störungen der Integrität der Hepatozyten repräsentieren (S-GPT)
- Parameter, die eine Cholestase und/oder cholangitische Reaktion anzeigen (γ-GT, S-AP) und mit einer Störung der Sekretionsfunktion verbunden sind (S-Bilirubin)
- Parameter der Organsyntheseleistung (Quick-Wert, Serum-Albumin und Serum-Cholinesterase)

Entzündungsparameter. Die Glutamat-Pyruvat-Transaminase (GPT =Aspartat-Aminotransferase, AST) im Serum zeigt, ebenso wie die Glutamat-Oxalazetat-Transaminase (GOT = Alanin-Aminotransferase, ALT), Störungen der Zellintegrität der Hepatozyten, also eine erhöhte Permeabilität der Zellmembran an. Die Sensitivität der Transaminasenbestimmung ist hoch, normale Transaminasen schließen eine akute Hepatitis gleich welcher Ursache aus. Die Spezifität eines Transaminasenanstiegs für Lebererkrankungen ist gering: Auch toxische Zellschädigungen (Alkohol, Medikamente) führen zu einem Transaminasenanstieg, dabei ist die GOT aber in der Regel stärker erhöht als die GPT, bei viralen Hepatitiden verhält sich dies umgekehrt.

In unserem Kollektiv wurde eine nahezu stetige Abnahme der Mittelwerte in der Gruppe der Überlebenden und in der Gruppe der Verstorbenen beobachtet - im Hinblick auf das Überleben erlaubte dieser Parameter also keine Differenzierung. Mehr als ein Jahr nach der Transplantation lag der Intervallmittelwert noch bei 46% der Patienten (n=57) über dem bevölkerungsbezogenen Normalbereich.

Tabelle 18. Serum-GPT nach LTx in Zeitintervallen

Zeitintervall (Tage post Tx)	Pat. mit Bestimmung im Intervall (n zu Beginn des Zeit-intervalls)	mittlere Anzahl von Bestimmungen je Pat.	MW d. inividuellen Intervallmittelwerte / Anteil >22 U/l	Überlebende > 300 Tage (n=74)	Verstorbene nach max. 90 Tagen (n=24)
	n	k	MW / %	n: MW	n: MW
0 - 7	112 (112)	7,9	457 / 98%	74: 465 / 97%	24: 536 / 99%
8 - 14	112 (112)	6,8	135 / 91%	74: 101 / 91%	24: 227 / 95%
15 - 30	109 (109)	13,1	66 / 77%	74: 55 / 74%	21: 96 / 83%
31 - 89	95 (97)	20,6	57 / 67%	72: 58 / 66%	9: 49 / 67%
90 - 182	84 (88)	8,8	41 / 56%	71: 37 / 54%	
183 - 364	78 (82)	7,2	60 / 49%	71: 53 / 46%	
365 - 547	57 (69)	2,7	42 / 46%	57: 42 / 46%	

Sekretionsleistung, Cholestase/Cholangitis. Die γ-Glutamyltranspeptidase (γ-GT) ist in den Membranen der Gallenkanalikuli und des endoplasmatischen Retiulums lokalisiert.Bei Cholestase wird das Enzym von den Membranen abgelöst und vermehrt synthetisiert - ihre Aktivität im Serum steigt an. Die Spezifität der γ-GT ist wegen ihres Vorkommens in anderen Organen (Niere, Pankreas) nicht sehr hoch. Der Aktivitätsanstieg tritt auch bei Störungen der Zellintegrität auf und ist nicht cholestasespezifisch. Die Sensititvität der γ-GT ist jedoch ausgeprägt: Ein Aktivitätsanstieg ist der sensibelste Indikator einer hepatobiliären Erkrankung, besonders früh und ausgeprägt bei alkoholtoxischer Schädigung der Leber.

Bei unseren Patienten fand sich nach einem vorübergehenden Anstieg der Mittelwerte auf ein Maximum von 152 U/l im Zeitintervall 15-30 Tage nach Transplantation in der Gruppe der Überlebenden, kennzeichnend für eine Störung der Sekretionsfunktion und/oder eine cholangitische Begleitreaktion postoperativ, eine stetige Abnahme. Mehr als ein Jahr nach der Transplantation wiesen aber noch 46% der Patienten einen über dem Normbereich liegenden Mittelwert auf. Nach einer biliodigestiven Anastomose (i.d.R. nach Transplantation bei PSC) fand sich im gesamten Behandlungsverlauf ein unter dem der anderen Patienten liegender Mittelwert. In der Gruppe der Verstorbenen fand sich im Zeitintervall der Tage 31-89 post transplantationem (n=8) ein anhaltender Anstieg der Mittelwerte.

Die Hyperbilirubinämie ist diagnostisch vieldeutig, ihre Spezifität für Lebererkrankungen entsprechend gering. Auch die Sensitivität ist nicht hoch, da bei normaler Bilirubinproduktion die Ausscheidungskapazität nur zur Hälfte beansprucht wird. In Verbindung mit anderen Parametern ist sie allerdings differentialdiagnostisch aufschlußreich.

Tabelle 19. Serum-gamma-GT nach LTx in Zeitintervallen

Zeitintervall (Tage post Tx)	Pat. mit Bestimmung im Intervall (n zu Beginn des Zeitintervalls)	mittlere Anzahl von Bestimmungen je Pat.	MW d. inividuellen Intervallmittelwerte / Anteil >28 U/l	PSC* / Sonst.**	Überlebende >300 Tage (n=74)	Verstorbene nach max. 90 Tagen (n=24)
	N	k	MW / %	MW / MW	n: MW / %	n: MW / %
0 - 7	109 (112)	6,0	78 / 71	110 / 74	72: 75 / 72	23: 74 / 67
8 - 14	108 (112)	5,3	149 / 92	156 / 149	73: 148 / 95	22: 127 / 86
15 - 30	107 (109)	9,7	173 / 92	144 / 177	74: 152 / 94	19: 161 / 79
31 - 89	94 (97)	15,4	158 / 84	127 / 162	72: 139 / 80	8: 216 / 100
90 - 182	84 (88)	7,1	103 / 61	98 / 104	71: 86 / 56	
183 - 364	78 (82)	5,8	90 / 55	85 / 90	71: 77 / 51	
365 - 547	54 (69)	2,4	72 / 46	48 / 78	54: 72 / 46	

*Pat. mit PSC und/oder Hepaticojejunostomie (n=13); **übrige Patienten (n=105)

Parallel zum Verlauf der Werte der Serum-γ-GT fand sich auch hier ein Anstieg postoperativ als Zeichen einer zunächst gestörten Sekretionsfunktion mit einem Maximum bereits im Zeitintervall der Tage 8-14 und einer dann nahezu stetigen Abnahme. Mehr als ein Jahr nach Transplantation hatten noch 30% der Patienten Werte über dem bevölkerungsbezogenen Normalbereich. Bei Patienten mit biliodigestiver Anastomose zeigte sich im Langzeitverlauf kein signifikanter Unterschied. In der Gruppe der Verstorbenen fand sich von Beginn an ein höherer Mittelwert mit einem anhaltenden Anstieg.

Die Alkalische Phosphatase repräsentiert eine Gruppe von Isoenzymen, die im alkalischen Milieu Phophatester spalten. Der Anstieg der Enzymaktivität im Serum bei Störungen der biliären Exkretion beruht nicht auf einer gestörten Ausscheidung sondern auf gesteigerter Synthese und verstärkter Ablösung des Enzyms von Zellmembranen (wahrscheinlich durch die Wirkung retinierter Gallensäuren). Ihre Spezifität ist ebenfalls nicht sehr hoch (Aktivität verschiedener Isoenzyme in Oesteoblasten bei Knochenerkrankungen). Durch die Abgrenzung anderer Ursachen von einem cholestasebedingten Enzymanstieg wird die Sensitivität erhöht: Bei granulomatösen und infiltrativen Lebererkrankungen sowie Lebertumoren ist die Aktivität der AP bereits vor dem Auftreten des Ikterus häufig erhöht.

Nach Lebertransplantation fand sich zunächst ein Anstieg der Mittelwerte bis zur Periode des 30.-90. Behandlungstages, die dann stetig zurückgingen. Mehr als ein Jahr nach Transplantation hatten noch 23% der Patienten Werte über dem bevölkerungsbezogenen Normalbereich. Auch hier zeigten sich bei Patienten mit biliodigestiver Anastomose im Langzeitverlauf keine signifikanten Unterschiede und ähnlich dem Verlauf des S-Bilirubins fand sich in der Gruppe der Verstorbenen ein von Beginn an höherer Mittelwert mit anhaltendem Anstieg.

Organsyntheseleistung. Die meisten *Gerinnungsfaktoren* sind wegen ihrer leberspezifischen Synthese und ihrer kurzen Halbwertszeit im Plasma als diagnostische Parameter der hepatischen Syntheseleistung geeignet. Die Prothrombinzeit nach Quick ist von den Faktoren I, II, V, VII und X abhängig. Die Synthese der Faktoren II, VII und X ist Vitamin-K-abhängig, eine verlängerte Prothrombinzeit (niedriger Quick-Wert) kann deshalb durch eingeschränkte Syntheseleistung oder durch verminderte Vitamin-K-Resorption bedingt sein. Die Spezifität der Prothrombinzeit ist nach Ausschluß von Vitamin-K-Mangel, angeborenen Gerinnungsdefekten und erhöhtem Verbrauch von Gerinnungsfaktoren höher als die der Albuminkonzentration und der Cholinesteraseaktivität. Bei schweren akuten Lebererkrankungen wird ihr eine prognostische Bedeutung zugemessen.

Als Zeichen der rasch einsetzenden Transplantatfunktion fand sich der Mittelwert aller Bestimmungen für die Gesamtgruppe der Patienten bereits nach dem 8. Behandlungstag im Normbereich, drei Monate nach Transplantation hatten in der Gruppe der Überlebenden nur noch 7% aller Patienten Werte darunter. Entsprechend blieben die Mittelwerte der Bestimmungen aller Zeitintervalle für die Verstorbenen (70% der Fälle) unterhalb der Norm.

Die Aktivität der *Cholinesterase* im Serum ist ebenfalls ein Parameter der Syntheseleistung der Leber, bei allerdings geringer Spezifität, da Mangelernährung, chronische Infektionen und Tumoren ebenfalls eine Verminderung verursachen können. Nach einem Abfall der Mittelwerte im Behandlungsverlauf kam es zu einem stetigen Anstieg nach dem 30. Behandlungstag. In der Gruppe der Verstorbenen hielt der Abwärtstrend allerdings an: über 80% der Patienten blieben unterhalb der Norm. Vergleichbar mit der Entwicklung beim Quick-Wert hatten ein Jahr nach Transplantation nur noch 7% aller Patienten Werte unterhalb des Normbereichs.

Serum-Albumin wird ausschließlich in der Leber synthetisiert. Die Plasmahalbwertszeit ist relativ lang (20 Tage). Bei Albuminverlust kann die Syntheserate der Leber gesteigert werden, akute Lebererkrankungen führen deswegen nicht zu einer Hypalbuminämie. Die Spezifität bei einer chronischen Lebererkrankung ist nicht besonders hoch: Tumoren, chronische Entzündungen, Mangelernährung, sowie Albuminverlust über Niere oder Darm führen ebenfalls zu einem Eiweißmangel. Hinweis auf eine chronische Leberkrankheit ergibt die Verbindung mit einer Hypergammaglobulinämie. Auch die Sensitivität der Hypalbuminämie ist wegen der Reservekapazität der Leber und der langen Plasmahalbwertszeit nicht sehr hoch, dennoch wird ihr prognostische Bedeutung bei chronischen Lebererkrankungen beigemessen.

Entsprechend der geringeren Spezifität und Sensitivität reagierte dieser Parameter mit einer gewissen Verzögerung und blieb bis zum 30. Behandlungstag für mehr als 80% aller Patienten pathologisch erniedrigt. Erst danach wurden ergebnisrelevante Unterschiede deutlich. Mehr als ein Jahr nach Transplantation zeigten noch 20% der Patienten Werte unterhalb des bevölkerungsbezogenen Normbereichs.

Funktionsscore. In Anlehnung an den in der Literatur erwähnten und nehreren klinischen Studien eingesetzten Child-Pugh-Score, wurde aus den genannten Daten ein Leberfunktionsscore aus Serum-Bilirubin, S-Quick-Wert und S-Albumin bestimmt. Entsprechend den Erläuterungen zeigte der Score höhere Spezifität und Sensitivität für ergebnisrelevante Störungen der Transplantatfunktion als die Einzelparameter: Einem stetigen Abfall des Anteils pathologischer inidvidueller Intervallmittelwerte in der Gruppe der Überlebenden stand ein gleichbleibend hohes (>7 Punkte) Niveau bei fast allen verstorbenen Patienten gegenüber.

Tabelle 20. Leber-Funktions-Score nach LTx in Zeitintervallen

Zeitintervall (Tage post-Tx)	Pat. mit Bestimmung im Intervall (n-gesamt zu Beginn des Zeitintervalls)	mittlere Anzahl von Bestimmungen je Pat.	MW d. inividuellen Intervallmittelwerte / Anteil >5	Überlebende >300 Tage (n=74)	Verstorbene nach max. 90 Tagen (n=24)
	n	k	MW / %	n: MW / %	n: MW / %
0 – 7	97 (112)	5,5	7,0 / 86	64: 6,8 / 81	22: 7,6 / 94
8 – 14	91 (112)	4,5	6,3 / 70	60: 5,8 / 61	20: 7,2 / 94
15 – 30	95 (109)	6,5	5,7 / 57	65: 5,2 / 43	18: 7,1 / 93
31 – 89	81 (97)	10,2	4,7 / 28	62: 4,4 / 21	6: 7,4 / 93
90 - 182	75 (88)	4,5	3,6 / 6	64: 3,5 / 5	
183 - 364	72 (82)	2,8	3,7 / 9	65: 3,4 / 4	
365 - 547	38 (69)	2,1	3,3 / 4	38: 3,3 / 4	

Wertebereich: 3-9 (geringe/keine Funktionseinschränkung - maximale Funktionseinschränkung)[1]

[1] Score der Leberfunktion (Synthese- und Exkretionsleistung), vereinfacht nach Child-Turcotte: Punkte jeweils 1,2 oder 3: S-Albumin (g/l) >35, 28-35, <28; S-Bilirubin (μmol/l) <34, 34-51, >51; Quick-Wert (%) >70, 40 - 70, <40.

Lebensqualität als Ergebnisparameter

Ziel dieses Teilaspektes der Untersuchungen ist es, die Patientenperspektive, die subjektive Einschätzung der Lebensqualität, in operationalisierter Weise in die Analyse und die Bewertung eines medizinischen Behandlungsverfahrens einzubeziehen.

Lebensqualität nach Nierentransplantation

Querschnittuntersuchung bei Dialysepatienten

Im Zeitraum von Juni 1993 bis September 1994 wurden 1.191 Patienten, die für eine Nierentransplantation an der Medizinischen Hochschule Hannover gemeldet waren, postalisch zu ihrer Lebensqualität befragt. Verwendete Instrumente waren das *Nottingham Health Profile* (NHP), eine Skala zu Aktivitäten des täglichen Lebens (ADL), eine Depressionsskala (CES-D) und eine Beschwerdeskala für körperliche Symptome (SCL-90-R Subskala *Somatisierung*). Bei einem Rücklauf von 86% konnten Befragungsergebnisse zur Lebensqualität sowie soziodemographische Angaben von 1.027 Personen erfaßt werden. Über die Routinedokumentation der Transplantationswarteliste standen zusätzlich Informationen zur Grunderkrankung, der Dialyseart, dem Beginn der Dialyse und zur Anzahl vorausgegangener Nierentransplantationen zur Verfügung.

Der Vergleich der NHP-Befragungsergebnisse mit denen einer Bevölkerungsstichprobe zeigte unter Dialysepatienten etwa doppelt so häufig Beschwerdeangaben bei vier der sechs Subskalen des NHP sowie um etwa 35% erhöhte Werte bei der Subskala *Emotionale Reaktio*). Lediglich für die Subskala *Schmerz* waren die Werte bei Dialysepatienten nicht signifikant erhöht.

Bei der multivariaten Analyse dichotomisierter Ergebnisse der einzelnen Skalen zur Lebensqualität als abhängige Variable in logistischen Regressionsmodellen ließ die Dialysedauer den bedeutsamsten Einfluß auf die Lebensqualität erkennen: Kontinuierliche Zunahme der Beschwerden insbesondere für die NHP-Subskalen *Schmerz* und *Körperliche Mobilität* aber auch für die ADL-Skala und die SCL-90-R Subskala *Somatisierung*.

Das Lebensalter zeigte geringere, tendenziell aber vergleichbare Einflüsse im Hinblick auf *Schmerz* und *Körperliche Mobilität*. Demgegenüber konnte mit zunehmendem Alter ein Rückgang der Beschwerdewahrscheinlichkeit für die Subskalen *Emotionale Reaktion* und *Soziale Isolation* festgestellt werden. Für die weiterhin berücksichtigten Variablen Geschlecht, Schulbildung, Grunderkrankung einschließlich der Dialyseart und vorausgehender Transplantationen ließen sich in multivariaten Modellen zumeist nur geringe Einflüsse auf einzelne Dimensionen der Lebensqualität nachweisen[1]. Diese Ergebnisse dokumentieren Effekte chronischer Nierenerkrankungen und ihrer Behandlung durch die Dialyse.

Diskussion der Ergebnisse

Selektionseffekte. Zunächst gibt es einige wichtige Einschränkungen, die es nicht zulassen, die hier gefundenen Daten für *alle* Dialysepatienten zu verallgemeinern:

Zum 01.09.1994 waren in der Bundesrepublik Deutschland 8.898 Patienten, d.h. nur etwa 20% aller Dialysepatienten auf einer der Wartelisten zur Nierentransplantation[i] gemeldet. Ein Selektionseffekt zeigt sich dabei im Hinblick auf das Alter: Es liegt mit durchschnittlich 48 Jahren bei den jetzt befragten Patienten der Warteliste um mehr als zehn Jahre unter dem Durchschnittsalter der Gesamtheit der Dialysepatienten[2].

Die Unterschiede in der Altersstruktur sind für die Interpretation der Befragungsergebnisse zur Lebensqualität insofern relevant, als die mit der Erkrankung und deren Behandlung einhergehenden objektiven Umstände sowie die subjektiven Anforderungen der Behandlung von älteren Patienten anders bewertet werden.

Patienten auf der Warteliste sind spezifischen Belastungen ausgesetzt: Die Situation des Wartens verbunden mit der Befürchtung, dann, wenn ein passendes Organ zur Verfügung steht, aus medizinischen Gründen nicht transplantiert werden zu können, die "Konkurrenz" um ein Organ, die Angst vor einer Abstoßung, die man selbst oder bei anderen erlebt hat etc...[3]

Zwar wurde mit 86% eine für postalische Befragungen sehr hohe Antwortrate erreicht, aufgrund einzelner Rückfragen von Patienten oder deren Familienangehörigen ist jedoch anzunehmen, daß gerade diejenigen, denen es zum Zeitpunkt der Erhebung gesundheitlich, sozial und/oder emotional besonders schlecht ergangen ist, häufiger nicht an der Befragung teilnahmen und diese Patienten damit in der Nettostichprobe unterrepräsentiert sind.

Mit diesen Einschränkungen sind im Hinblick auf die eingangs gestellte Frage nach Determinanten der Lebensqualität bei chronischer Nierenkrankheit unter Dialysebehandlung folgende Ergebnisse dieser Untersuchung festzuhalten:

---

[i] Eurotransplant Newsletters Nr. 119 (10/94); Eurotransplant Foundation, Leiden NL

Einfluß der Dialysedauer. Den größten Einfluß auf die Lebensqualität hatte in dieser Befragung die Dauer der Dialysebehandlung: Skalen, die physische Beschwerden aus der Sicht des Patienten reflektieren, zeigten mit zunehmender Behandlungsdauer eine stetig steigende Einschränkung der Lebensqualität und eine ausgeprägte Beschwerdehäufung bei einer Dialysedauer von 10 oder mehr Jahren. Dieser Befund läßt sich als Hinweis auf die nicht unerheblichen Auswirkungen bzw. Folgen einer längerfristigen Dialysetherapie mit körperlichen Einschränkungen und Symptomen interpretieren.

Gleichzeitig können Kohorteneffekte bei diesem Ergebnis eine Rolle spielen: Patienten mit einer langen Dialysedauer konnten noch nicht von Verbesserungen der Dialysetechnik profitieren. Ein Teil des jetzt zu konstatierenden Lebensqualitätsverlustes kann aus einer noch weniger suffizienten Behandlung resultieren. Eine Trennung der beiden Effekte ist aufgrund des querschnittlichen Studiendesigns bei der hier präsentierten Auswertung nicht möglich. Darüber hinaus liefern die Ergebnisse ein Argument zur Berücksichtigung der Dialysedauer als Prioritätskriterium bei der Auswahl eines Patienten für die Transplantation.

Psychosoziale Belastungen. Im Gegensatz zu den physischen Beschwerden wurden psychosoziale Belastungen der Patienten ab dem dritten Behandlungsjahr auf verhältnismäßig konstantem Niveau angegeben. Patienten mit terminaler Niereninsuffizienz müssen sich gerade in den ersten Jahren der Dialyse auf die Situation und die körperlichen Einschränkungen psychisch und sozial einstellen (*coping*). Dies ist kein linearer Prozeß, sondern ein von immer wieder neu auftretenden Krisen geprägter Verlauf, abhängig auch von Verschlechterungen des Gesundheitszustandes[4]. Der Kranke muß ausprobieren, welches Verhalten für ihn das richtige ist. Deshalb sollte ein Schwerpunkt der psychosozialen Betreuung gerade in der Anfangsphase der Dialysebehandlung liegen.

Der Einfluß des Lebensalters. Für das *Lebensalter* ließen sich zwei gegensätzliche Tendenzen hinsichtlich der Selbsteinschätzung der Lebensqualität feststellen: Während auf den an körperlichen Symptomen orientierten Skalen mit ansteigendem Alter häufiger Beschwerden angegeben wurden (höhere Werte bei *Schmerz*, *Körperliche Mobilität* und ADL-Skala), schienen psychosoziale Probleme im Alter eher abzunehmen (niedrigere Werte bei *Emotionale Reaktion*, *Soziale Isolation* und CES-D). Insbesondere jüngere Patienten benötigen in der Anfangsphase der Dialysebehandlung unterstützenden Begleitung, um die an sie gestellten Anforderungen bewältigen zu können. Eine bessere Akzeptanz dringlich notwendiger Verhaltensregeln könnte dann auch zu einer besseren Lebensqualität beitragen.

Der Einfluß der Grunderkrankung. Hier ist das geringe Beschwerdeniveau bei der Diagnose *Zystennieren* und auch bei der Diagnose *Nephrosklerose* hervorzuheben. Zystennieren und Nephrosklerosen sind - im Gegensatz zur Glomerulonephritis - erst in höherem Lebensalter zum Organversagen führende Erkrankungen. Häufiger ist hier auch noch eine Resturinausscheidung vorhanden, die eine größere Toleranz im Hinblick auf diätetische Einschränkungen ermöglicht.

Der Einfluß vorausgegangener Transplantationen. Diese Variable zeigte in der vorliegenden Untersuchung lediglich in Bezug auf Schmerzangaben einen signifikanten Einfluß. Andere Dimensionen der Lebensqualität sind bei Patienten nach einer vorausgehenden Transplantation mit erneutem Auftreten einer Dialysepflicht nur tendenziell negativ beeinflußt. Bedeutsam für diesen im Verhältnis zu anderen Untersuchungsergebnissen[5] nur geringen negativen Einfluß eines Transplantatversagens könnte der zeitliche Abstand zu einem derartigen Ereignis bei der Befragung sein, der in diese Auswertung nicht einbezogen wurde. Das Ergebnis der multivariaten Analysen resultiert auch aus der verhältnismäßig umfangreichen gleichzeitigen Kontrolle für andere potentielle Einflußgrößen. So lassen sich in der *bivariaten Auswertung* immerhin bei 6 der 9 Skalen signifikante Korrelationen von Befragungsergebnissen zur Lebensqualität mit der Variable *vorausgehende Transplantationen* nachweisen.

Der Einfluß des Dialyseverfahrens. Weder in bivariaten noch in multivariaten Modellen ergaben sich Hinweise auf eine bedeutsame Assoziation mit den erfaßten Dimensionen der Lebensqualität. Dies steht im Gegensatz zu früheren Aussagen in der Literatur. In einer aktuellen vergleichenden Untersuchung aus den Niederlanden sind ebenfalls nur geringe Unterschiede zugunsten der Patienten gefunden worden, die mit einer Peritonealdialyse behandelt werden[6]. Bei einer Gegenüberstellung der Daten von 510 Patienten unter Peritonealdialyse und 83 Patienten unter der an einem Zentrum durchgeführten Hämodialyse aus den USA verschwanden zuvor signifikante Unterschiede nachdem nur innerhalb einer Rasse verglichen, Patienten mit einer Behandlungsdauer von mehr als drei Jahren herausgenommen, und für Alter, Geschlecht, Bildung, Familienstand und Krankheitsdauer kontrolliert wurde[7]. Der in früheren Studien behauptete Unterschied bleibt auch insofern fraglich, als der klinische Zustand des Patienten wesentlich die Auswahl des Dialyseverfahrens bestimmt. Patienten die eine Peritoneal- oder eine Heimhämodialyse durchführen sind i.d.R. jünger, physisch weniger eingeschränkt, haben familiäre Unterstützung, und sind meist auch noch berufstätig[8].

Der Einfluß der Schulbildung. Unterschiede, gemessen an der Anzahl der absolvierten Schuljahre, dienten der Kontrolle schichtspezifischer Antworttendenzen. Hier fanden sich in multivariaten Modellen geringere Beschwerdeangaben in zwei Skalen (NHP *Emotionale Reaktion* und ADL-Skala) bei höherer Schulbildung und ausgeprägtere Beschwerden (NHP *Körperliche Mobilität* und SCL-90-R *Somatisierung*) bei niedrigerer Schulbildung. Ein einheitliches Bild ließ sich daraus schwer ableiten. Die Beschwerdehäufigkeit war mit zunehmender Schulbildung eher geringer. Der deutlicher ausgeprägte Einfluß der Schulbildung auf die Befragungsergebnisse in bivariaten Modellen resultierte insbesondere aus der fehlenden Kontrolle für das Lebensalter, das als ein wesentlicher Einflußfaktor seinerseits hoch mit der Schulbildung korreliert ist.

*Schlußfolgerungen.*In Abhängigkeit von der Dialysedauer leiden Dialysepatienten im Vergleich zu einer Bevölkerungsstichprobe an z.T. ausgeprägten Einschränkungen wichtiger Dimensionen der Lebensqualität. Als Handlungsleitlinie in der klinischen Versorgung wurde daraus die Berücksichtigung der Dialysedauer als Prioritätskriterium bei der Auswahl eines Patienten zur Nierentransplantation und die Notwendigkeit einer intensiven Betreuung insbesondere jüngerer Patienten in der Anfangsphase der Dialysebehandlung abgeleitet. Im Rahmen der Verlaufsbeobachtung der Lebensqualität nach Organtransplantation war u.a. zu klären, inwieweit die nach länger bestehender Dialysepflicht zu beobachtenden Einschränkungen der Lebensqualität durch eine Transplantation beeinflußt werden.

Längsschnittuntersuchung vor und nach Nierentransplantation

Studienpopulation, Instrumente und Methoden. 138 der 1.027 Dialysepatienten auf der Warteliste zur Nierentransplantation, die präoperativ zur Lebensqualität befragt wurden, erhielten zwischen dem 01.06.93 und dem 30.09.94 ein Transplantat. Von insgesamt 131 Patienten lagen sowohl prä- als auch postoperativ Angaben (Selbsteinschätzungen) zur Lebensqualität vor. In Bezug auf soziodemographische und erkrankungsspezifische Charakteristika unterschieden sich die 138 transplantierten Patienten nur geringfügig von der Gesamtheit der Patienten auf der Warteliste. Fremdeinschätzungen der Lebensqualität wurden bei nierentransplantierten Patienten ausschließlich postoperativ erfaßt.

Für die Zeitpunkte 14 bzw. 28 Tage nach Transplantation liegen von 111 (80%) bzw. 116 (84%) Patienten Angaben vor. Die eingesetzten Instrumente wurden im Hinblick auf Praktikabilität, Reliabilität, Validität und Sensitivität geprüft[i].

---

[i] Erste grundlegende Informationen über die Eignung der Erhebungsinstrumente ließen sich aus der Antwortqualität, d.h. dem Anteil gültiger Antworten gewinnen. Ein zweiter Analyseschritt war auf Antworttendenz bezogen. Dabei wurden die eigenen Ergebnisse mit denen anderer Untersuchungen verglichen. Darüber hinaus wurde die Reliabilität und hier vornehmlich die innere Konsistenz der verwendeten Instrumente geprüft: Berechnet wurden Korrelationen der Einzelitems mit den Summenscores der übrigen Skalenitems. Die berechneten Koeffizienten geben Aufschluß darüber, inwiefern die beobachtete Antworttendenz einer einzelnen Frage mit der Antworttendenz der übrigen Items der Skala übereinstimmt. Als Maßzahl für die innere Konsistenz der Skalen wurde Cronbach's Alpha angegeben Cronbach's Alpha wurde zusätzlich nach Ausschluß jeweils eines Items aus der Skala betrachtet. Führte der Ausschluß eines Items zu einer deutlichen Verbesserung des Alpha-Wertes für die "Restskala", wurde dies als Hinweis auf eine mangelnde Konsistenz des einzelnen Items mit der Skala gewertet. Da an eine Substichprobe der Befragten 14 Tage nach Eingang der ersten ausgefüllten Fragebögen nochmals identische Formulare verschickt wurden, konnte zusätzlich auch die Test-Retest-Reliabilität der Instrumente geprüft werden.

Tabelle 21. Patienten der Wartelisten nach Nierentransplantation

			Ntx-Patienten n = 138	Warteliste n = 1.027
Geschlecht	Anteil Männer	%	56,5	62
Alter	Mean (±SD)	Jahre	48,3 (±12,6)	48,2 (±12,9)
Familien-	Ledig	%	17,6	20,5
stand	Verheiratet	%	69,9	67,5
	Geschieden	%	6,6	6,5
	Verwitwet	%	5,9	5,4
Berufs-	ohne Abschluß	%	27,2	25,6
ausbildung	Lehre	%	45,6	45,5
	Fachschule	%	16,9	19,8
	Hochschule	%	10,3	9,1
Dialysedauer*	mean (±SD)	Jahre	4,7 (±4.2)	4,0 (±3,8)
Diagnose*	Glomerulonephritis	%	55,5	45,8
	Pyelonephritiden	%	10,9	11,7
	Nephrosclerosen	%	5,8	7,1
	Zystennieren	%	9,5	11,8
	Diabetische Nephrop.	%	2,9	6,7
	Analgetikanephropathie	%	1,5	3,2
	Sonstige	%	13,9	13,7

*Angaben nach Daten der DSO

Ergebnisse. Betrachtete man zunächst die Veränderungen der Skalenmittelwerte unter Berücksichtigung aller vorhandenen Befragungsangaben, dann zeigten sich bei allen eingesetzten Skalen und Subskalen präoperativ deutlich höhere Beschwerdewerte als 3, 6, 12 und 18 Monate nach Transplantation. Lediglich in der frühen stationären Phase 14 und 28 Tage nach Transplantation war bei einigen Dimensionen eine zwischenzeitliche Beschwerdezunahme festzustellen:

Tabelle 22. Lebensqualität nach Nierentransplantation

Instrument	Gruppe	n	prä	14 T	28 T	3 M	6 M	12 M	18 M	P
NHP										
- Energy	alle Patienten		38,2	26,7	18,9	18,8	15,3	15,2	17,4	
	prä + 3M	94	35,5			17,9			E: .46	.0001
	12M Follow up	66	31,8			17,7	15,7	12,1		.0090
	18M Follow up	43	29,5			16,3	17,1	14,7	15,5	.2220
- Pain	alle Patienten		14,5	15,1	7,1	10,9	12,8	10,5	11,4	
	prä + 3M	103	12,3			11,1			E: .05	.6480
	12M Follow up	74	9,3			9,5	11,5	9,6		.9650
	18M Follow up	51	10,3			11,5	13,2	11,5	7,8	.8670
-Emot.Reac.	alle Patienten		16,9	12,8	8,5	6,9	6,4	6,3	5,6	
	prä + 3M	97	14,7			6,1			E: .46	<.0001
	12M Follow up	71	13,6			5,2	5,5	5,0		.0360
	18M Follow up	48	12,3			5,3	5,6	4,6	5,1	.1360
- Sleep	alle Patienten		32,7	33,9	20,7	11,1	11,6	9,5	11,5	
	prä + 3M	104	30,4			11,2			E: .61	<.0001
	12M Follow up	74	24,3			8,9	10,3	8,6		.0010
	18M Follow up	52	26,9			10,4	10,4	9,6	10,0	.0060
-Soc.Isol.	alle Patienten		7,9	6,0	3,3	4,1	4,4	3,9	3,3	
	prä + 3M	103	6,6			2,9			E: .23	.0240
	12M Follow up	75	6,9			1,9	3,2	3,2		.5000
	18M Follow up	52	6,9			1,5	2,7	3,1	2,3	.7050
-Phys.Mobil.	alle Patienten		20,0	25,5	18,1	16,3	14,8	13,7	13,4	
	prä + 3M	99	18,7			16,2			E: .13	.1680
	12M Follow up	71	15,8			14,8	14,4	11,3		.5010
	18M Follow up	49	14,3			15,8	17,1	12,0	10,5	.5520
ADL	alle Patienten		32,7	32,4	28,4	26,3	25,3	23,3	22,4	
	prä + 3M	101	30,9			26,7			E: .25	.0140
	12M Follow up	75	29,3			25,2	26,3	21,9		.0010
	18M Follow up	50	27,6			27,3	28,9	23,4	21,6	.0190
CES-D	alle Patienten		23,7	25,3	21,1	15,8	16,9	14,9	16,2	
	prä + 3M	100	21,9			16,1			E: .41	.0001
	12M Follow up	69	20,8			13,3	14,5	13,2		.0001
	18M Follow up	48	22,0			13,9	15,4	13,9	15,0	.0060
SCL-90-R	alle Patienten		16,2	13,5	11,1	10,1	9,7	10,7	11,6	
	prä + 3M	99	14,7			10,1			E: .47	<.0001
	12M Follow up	68	14,2			9,0	9,4	9,5		<.0001
	18M Follow up	45	15,7			10,0	10,6	10,3	10,6	.0001

Bei Vergleichen, die sich auf Personen beschränkten, die zu jedem der angeführten poststationären Erhebungszeitpunkte (ab Monat 3) gültige Skalenwerte aufwiesen, waren die Differenzen zwischen den prä- und späteren postoperativen Skalenwerten zum Teil deutlich reduziert. Die geringeren Unterschiede resultierten dabei in erster Linie aus einem schon präoperativ geringeren Beschwerdeniveau bei Personen mit vollständigen postoperativen Lebensqualitätsangaben.

Der Vergleich zwischen präoperativen und 3 Monate nach Transplantation erzielten Werte verdeutlichte, daß bei 7 der 9 Skalen postoperativ signifikante Verbesserungen zu verzeichnen waren[i]. Lediglich bei den Subskalen *Schmerz* und *Körperliche Mobilität* waren keine signifikanten Unterschiede feststellbar.

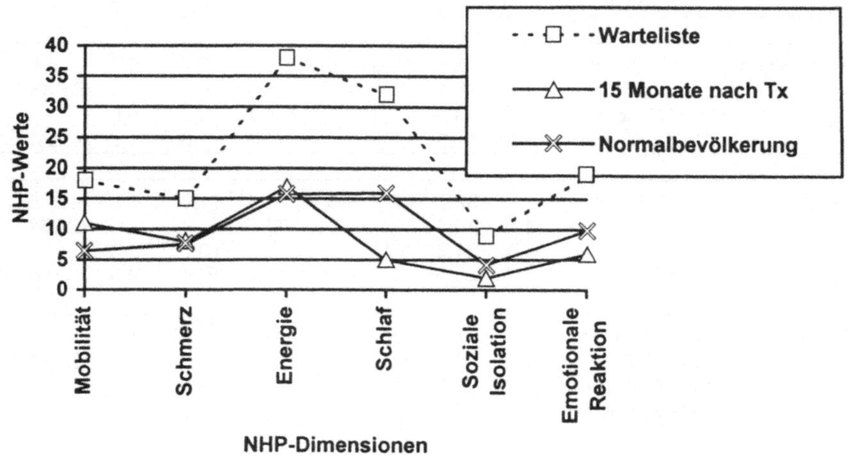

Abb. 4. NHP-Profile vor und nach Nierentransplantation

Die Effektstärke[ii] als weiteres Maß für die Änderungssensitivität betrug zwischen 0.05 und 0.61. Mit Werten um 0.2 als schwach war die Effektstärke bei den NHP-Skalen *Schmerz, Soziale Isolation* und *Körperliche Mobilität* sowie bei der ADL-Skala einzustufen. Die übrigen Skalen wiesen eine als mäßig zu bezeichnende Effektstärke zwischen 0.41 und 0.61 auf.

Die Befragungsergebnisse 6, 12 und 18 Monate nach Transplantation zeigten für den überwiegenden Teil der erfaßten Lebensqualitätsdimensionen gegenüber der Erhebung nach 3 Monaten nur noch geringe Veränderungen (Ausnahme: ADL-Skala, NHP-Subskala *Körperliche Mobilität*). Außerdem fand sich ein ausgeprägter Zusammenhang zwischen präoperativem Beschwerdeniveau und Transplantat-

---

[i]　Wilcoxon-Test für zwei verbundene Stichproben, p (zweiseitig) <0.05; bei mehreren verbundenen Stichproben wurde der Friedmann-Test verwendet

[ii]　Effektstärke (E) = Mittelwert der Differenz t0-t1 / Standardabweichung der Differenz t0-t1

funktionsrate[i]: Bei geringeren präoperativen Beschwerden in den Skalen *Schmerz*, *Schlaf* und SCL-90-R *Somatisierung* betrugen sie etwa 90%, verglichen mit 70% bei Patienten mit stärkeren Beschwerden. Das präoperative Beschwerdeniveau als Ausdruck der Schwere der Erkrankung und möglicher Begleiterkrankungen steht in einem direkten Zusammenhang mit dem Transplantationserfolg und kennzeichnet die Fallstruktur der untersuchten Population:

Tabelle 23. Transplantatfunktion und präoperative LQ-Angaben

(Sub-)Skala	Dichotomisierung	n	Funktionsrate (Tage nach Tx)			
			90	183	365	p
NHP: Schmerz	<14%	97	93±3%	93±3%	90±3%	
	>14%	35	77±7%	66±8%	66±8%	.0003
NHP: Schlaf	<25%	77	92±3%	92±3%	91±3%	
	>25%	54	83±5%	76±6%	72±6%	.0037
SCL-90-R Somatisierung	<17%	85	93±3%	92±3%	89±3%	
	>17%	45	82±6%	76±6%	73±7%	.0171
Gesamtgruppe	-	138	89±3%	86±3%	84±3%	

Schlußfolgerungen

Zusammenfassend läßt sich feststellen, daß Einschränkungen der Lebensqualität bei dialysepflichtigen Patienten vor einer Transplantation mit den verwendeten Erhebungsinstrumenten dokumentiert und aufgezeigt werden konnten. Da im Hinblick auf die Lebenserwartung nicht von einer generellen Überlegenheit der Transplantation gegenüber der Dialysebehandlung ausgegangen werden kann, wird die Entscheidung zu einer Transplantation vor allem durch das Ziel bestimmt, Lebensumstände und Lebensqualität des Patienten zu verbessern. Substantielle und statistisch signifikante Verbesserungen der Lebensqualität lassen sich bereits drei Monate nach der Transplantation erkennen. Die Ergebnisse zur Sensitivität im Verlauf weisen zudem darauf hin, daß eine postoperative Erfassung von Lebensqualitätsangaben ohne relevante Informationsverluste auf zwei Erhebungszeitpunkte (3 und 12 Monate nach Transplantation) reduziert werden kann.

---

[i]   Funktionsraten für zwei in Abhängigkeit von den jeweiligen präoperativen Skalenwerten gebildete Strata wurden nach der Produkt-Limit-Methode (Kaplan-Meier) ermittelt und mit Hilfe des Wilcoxon-Tests auf statistische Signifikanz der Unterschiede bewertet

Lebensqualität nach Lebertransplantation

Quantitative Untersuchungen

Stichprobenbeschreibung. Selbsteinschätzungen zur Lebensqualität wurden von allen erwachsenen Patienten (nach Vollendung des 18. Lebensjahres) bei der Anmeldung auf der Transplantationswarteliste erfaßt und nach längeren Wartezeiten in Anbetracht möglicher kurzfristiger Veränderungen des Gesundheitszustandes aktualisiert - im Mittel erfolgte die letzte präoperative Erhebung 3 Monate (91,7 Tage) vor der Transplantation.

Acht der 98 nachfolgend transplantierten Wartelistenpatienten verfügten über keine ausreichenden Deutschkenntnisse. Unter den verbleibenden 90 Patienten konnte bei den Nachuntersuchungen mit 83% (75 Patienten) ein befriedigender Rücklauf erzielt werden. 20 weitere Studienpatienten wurden als sogenannte *High Urgency Fälle* in einem akut lebensbedrohlichen Zustand zur Transplantation angemeldet und konnten nicht in die Verlaufsbeobachtung einbezogen werden.

Fremdeinschätzungen zur Lebensqualität konnten bei insgesamt 113 Patienten erfaßt werden, bei 51 Patienten auch präoperativ. Für die Auswertung wurden entsprechende Subgruppen gebildet (Tabelle 24).

Das Alter der 118 Patienten streut von 18 - 68 Jahren. Der Altersdurchschnitt liegt bei 46 Jahren. Die Geschlechtsverteilung ist annähernd ausgeglichen. Differenzen bezüglich der Alters- und Geschlechtsverteilung sind gering. Das Spektrum der Grunderkrankungen divergiert demgegenüber in den einzelnen Subgruppen. Der Anteil an Patienten, der während des stationären Aufenthaltes nach Lebertransplantation verstorben ist, liegt sowohl in der Gesamtgruppe als auch bei Patienten mit Selbstangaben zur Lebensqualität bei etwa 25%, in der Subgruppe mit präoperativen Fremdangaben geringfügig darüber (28%).

Ergebnisse. Einen Überblick über die längsschnittlichen Befragungsergebnisse nach Lebertransplantation gibt die Tabelle 25. Es werden die Mittelwerte der (auf 100 % = max. Beschwerden standardisierten) Skalenscores für die einzelnen Befragungszeitpunkte angegeben, wobei die erste Zeile je Skala alle verfügbaren Befragungsergebnisse umfaßt. Die Ergebnisse in den folgenden drei Zeilen beziehen sich jeweils ausschließlich auf Patienten mit vollständigen Lebensqualitätsangaben vor und 3 Monate sowie ggf. zusätzlich 6 und 12 Monate nach Transplantation.

Betrachtet man zunächst die Veränderungen der Skalenmittelwerte unter Berücksichtigung aller vorhandenen Befragungsangaben, zeigen sich bei allen eingesetzten Skalen, wie schon bei Patienten nach Nierentransplantation präoperativ deutlich höhere Beschwerdewerte als 3, 6, 12 und 18 Monate nach Transplantation. Lediglich in einer frühen postoperativen Phase 14 und 28 Tage nach Tx ist bei einigen Skalen ein passagerer Beschwerdeanstieg feststellbar.

Tabelle 24. Beschreibung der Stichprobe

			Fremdein-schätzung präop (n=51)	Selbstein-schätzung präop (n=75)	alle LTx Pati-enten (n=118)
Geschlecht	männlich	%	51,0	53,3	52,5
Alter	mean (±SD)	Jahre	45,5±12,0	47,1±12,8	45,9±12,6
	< 30 Jahre	%	15,7	16,0	15,5
	30 bis < 45 Jahre	%	31,4	24,0	29,3
	45 bis < 60 Jahre	%	41,2	44,0	43,1
	60 Jahre und älter	%	11,8	16,0	12,1
Familienstand	ledig	%		16,0	
	verheiratet	%		77,3	
	geschieden	%		6,7	
	verwitwet	%		0,0	
Schulbildung - Abschluß nach	8. Klasse	%		31,9	
	9. - 10. Klasse	%		31,9	
	ab 11. Klasse	%		36,1	
Berufsausbildung	ohne Abschluß	%		25,7	
	Lehre	%		28,4	
	Fachschule	%		23,0	
	Hochschule	%		23,0	
Grunderkrankung	Hepatitiden	%	31,4	32,0	28,0
	PBC / PSC	%	35,3	25,3	22,0
	Tumoren (HCC)	%	11,8	18,7	16,1
	sonstige	%	21,6	24,0	33,9
High-urgency Fälle		%	2,0	0	16,9
Nach LTx verstorben		%	28,0	24,7	23,9

Der Vergleich zwischen präoperativ und 3 Monate nach Transplantation erzielten Werten zeigt bei 6 der 9 Skalen signifikante Verbesserungen[i]. Die Effektstärke[ii] (in der Tabelle unter **E** angeführt) erreicht bei der Subskala *Emotionale Reaktion* und bei der CES-Depressionsskala ausgesprochen hohe Werte (1.03 bzw. .89), d.h. insbesondere psychische Dimensionen der Lebensqualität sind bereits 3 Monate nach einer Transplantation deutlich positiv verändert.

Eine mäßige bis hohe Effektstärke zeigt sich bei den Skalen *Energie* und *Schlaf*. Während von den beiden eingesetzten Instrumenten zur Fremdeinschätzung der Lebensqualität der Spitzer-Index eine postoperative Verbesserung der Lebensqualität anzeigt (Effektstärke: .80), lassen sich für den Karnofsky-Index keine signifikanten Verbesserungen nachweisen.

---

[i] Wilcoxon-Test für zwei verbundene Stichproben, p (zweiseitig) <0.05; bei mehreren verbundenen Stichproben wurde der Friedmann-Test verwendet

[ii] Effektstärke E = Mittelwert der Differenz t0-t1 / Standardabweichung der Diff. t0-t1

Tabelle 25. Lebensqualität nach Lebertransplantation

Instrum.	Gruppe	n	prä	14 T	28 T	3 M	6 M	12 M	18 M	p
NHP										
- Energie	alle Patienten		64,2	49,6	39,3	34,5	28,0	25,0	19,2	
	prä + 3M	42	62,7			34,1			E: .67	.0005
	6M Follow up	35	62,9			35,2	27,6			.0003
	12M Follow up	24	63,9			37,5	27,8	25,0		.0031
- Schmerz	alle Patienten		18,4	37,0	28,3	11,3	8,8	10,3	11,0	
	prä + 3M	42	14,9			10,1			E: .19	.2360
	6M Follow up	37	15,9			10,8	9,5			.3704
	12M Follow up	25	18,0			15,0	11,5	11,5		.6334
- Emotionale Reaktion	alle Patienten		32,2	20,8	13,3	5,3	6,9	5,4	8,4	
	prä + 3M	42	26,7			4,5			E: 1.03	<.0001
	6M Follow up	37	27,0			4,5	4,8			<.0001
	18M Follow up	25	24,9			3,1	4,0	3,1		.0014
- Schlaf	alle Patienten		39,2	57,2	39,2	15,2	14,7	13,0	9,1	
	prä + 3M	44	36,8			12,3			E: .73	.0001
	6M Follow up	40	36,5			11,0	15,0			.0018
	12M Follow up	27	31,1			13,3	17,0	14,1		.0688
- Soziale Isolation	alle Patienten		15,2	8,1	5,8	4,7	4,7	3,1	4,8	
	prä + 3M	43	13,0			3,7			E: .51	.0032
	6M Follow up	38	12,6			3,2	2,6			.0912
	12M Follow up	26	13,1			2,3	3,8	2,3		.2022
- Physische. Mobilität	alle Patienten		32,0	54,3	41,8	26,7	17,7	19,0	14,0	
	prä + 3M	42	26,8			26,5			E: .01	.8506
	6M Follow up	37	27,7			25,7	16,2			.0657
	12M Follow up	25	28,5			28,0	19,0	20,5		.2018
ADL	alle Patienten		46,0	61,8	54,5	38,0	32,4	30,2	28,2	
	prä + 3M	41	42,6			38,2			E: .20	.2071
	6M Follow up	36	40,3			37,4	32,3			.0182
	12M Follow up	25	40,5			36,7	34,4	29,5		.1787
CES-D	alle Patienten		33,8	32,5	26,7	19,5	19,8	17,7	19,6	
	prä + 3M	38	31,5			17,4			E: .89	<.0001
	6M Follow up	34	31,3			17,6	19,6			.0003
	12M Follow up	24	30,8			19,7	19,3	15,5		.0014
SCL-90-R	alle Patienten		22,2	24,6	20,0	16,3	15,3	16,3	15,3	
	prä + 3M	41	21,7			15,9			E: .40	.0162
	6M Follow up	37	22,7			15,7	15,3			.0317
	12M Follow up	26	22,1			18,1	16,2	16,7		.3674
Spitzer-Index	alle Patienten		30,8	66,7	54,1	22,5	12,1	7,4	4,6	
	prä + 3M	21	21,9			5,2			E: .80	.0015
	6M Follow up	15	20,7			6,7	12,0			.0193
Karnofsky-I.	alle Patienten		32,8	68,1	57,4	32,5	20,5	16,1	10,6	
	prä + 3M	22	26,7			19,3			E: .33	.1850
	6M Follow up	16	25,0			21,9	21,9			.4650

Bei zusätzlicher Einbeziehung der Erhebungszeitpunkte 6 und 12 Monate nach Transplantation wird bei den NHP-Subskalen *Emotionale Reaktion, Schlaf* und *Soziale Isolation* sowie bei der CES-Depressionsskala und der SCL-90-R eine relative Stabilität der Werte im weiteren Verlauf erreicht. Bei den Skalen *Energie, Schmerz, Körperliche Mobilität* und ADL ist eine Verbesserung der Werte, wenn auch zum Teil lediglich der Tendenz nach, im längerfristigen Verlauf erkennbar.

Präoperative Lebensqualität und Transplantationserfolg. Signifikant unterschiedliche Überlebensraten in Abhängigkeit von dichotomisierten präoperativen Lebensqualitätsangaben sind für die ADL-Skala sowie den Spitzer- und Karnofsky-Index nachweisbar, wobei die Unterschiede in der untersuchten Stichprobe ab dem 4. postoperativen Monat am deutlichsten zu Tage treten: Die Mortalität bei Patienten mit ungünstigen präoperativen Fremdeinschätzungen der Lebensqualität ist gegenüber Patienten mit günstigeren Werten ein halbes Jahr nach Transplantation etwa 3 mal höher. Auch unter Berücksichtigung potentieller Störvariablen (Alter und Geschlecht, Grunderkrankung, Spenderalter und Geschlecht) in Cox-Regressionsmodellen blieben der Einfluß des Spitzer- und des Karnofsky-Index erhalten. Die relativen Mortalitätsrisiken betrugen 3,5 bzw 3,6 für Patienten mit schlechteren vs. besseren präoperativen Fremdeinschätzungen der Lebensqualität.

Tabelle 26. Überlebensraten und präoperative LQ-Angaben

(Sub-)Skala	Dichotomisierung	(n)	Überlebensraten Tage nach Tx			p
			90	183	365	
ADL-Skala	<50%	39	87±5%	85±6%	77±7%	
	>50%	32	63±9%	56±9%	56±9%	.0228
Spitzer-Index	<35% (>6,5)	30	83±7%	83±7%	77±8%	
	>35% (<6,5)	21	48±11%	43±11%	38±11%	.0065
Karnofsky-Index	<30% (<2,5)	30	83±7%	83±7%	77±8%	
	>30% (>2,5)	21	48±11%	43±11%	38±11%	.0040
Gesamtgruppe	-	118	77±4%	72±4%	66±4%	

In multivariaten Modellen bei gleichzeitiger Berücksichtigung aller Variablen ergeben sich graduelle Änderungen der Effektschätzer: Der Einfluß des Spitzer-Index erreichte hier nicht mehr das 5%-Signifikanzniveau (Rel. Risiko: 2,8; p = .07), der Karnofsky-Index dagegen zeigt einen im wesentlichen unveränderten Koeffizienten (Rel. Risiko: 3,9; p = .02). In Anbetracht der kleinen Fallzahlen mit entsprechend großen Konfidenzintervallen sind diese gering ausgeprägten Veränderungen inhaltlich jedoch schwer zu interpretieren. Insgesamt sprechen die Ergebnisse für einen ausgeprägten prädiktiven Wert der präoperativen Fremdeinschätzungen der Lebensqualität, der auch nach Adjustierung für andere Einflußgrößen bestehen bleibt.

Schlußfolgerungen. Während bei einer Nierentransplantation das vorrangige Ziel in der Verbesserung der Lebensqualität der betroffenen Patienten liegt, leitet sich die Indikation zur Lebertransplantation maßgeblich aus einer Abwägung der Überlebenswahrscheinlichkeit der Patienten ab: Im Gegensatz zur Situation bei terminaler Niereninsuffizienz besteht bei einem vollständigen Ausfall der Leberfunktion zur Zeit keine therapeutische Alternative. Bei einem fortschreitenden partiellen Ausfall der Leberfunktion gilt es, den im Hinblick auf das Überleben der Patienten günstigsten Transplantationszeitpunkt abzuschätzen.

Damit tritt die Lebensqualität als Ergebnisparameter in ihrer Bedeutung bei Lebertransplantationen zunächst hinter die Überlebenswahrscheinlichkeit zurück. Dies gilt insbesondere für Transplantationen in akut lebensbedrohlichen Zuständen. Allerdings sind im Zuge der Verbesserungen der Behandlung und ihrer Ergebnisse tendenziell Ausweitungen der Indikationsstellung - zumindest im Sinne einer elektiven Wahl des Operationszeitpunktes zu erwarten. Damit wird auch eine Berücksichtigung der klinischen Ausgangssituation und eine Berurteilung der Lebensqualität zunehmend relevant.

Veränderungen 3 Monate nach Transplantation sind für 6 der 9 Selbsteinschätzungsskalen (siehe Abbildung 5) sowie den Spitzer-Index trotz der verhältnismäßig geringen Fallzahlen statistisch belegbar, eine zeitlich verzögerte Verbesserung deutet sich - wie schon unter Nierenpatienten - bei den Befragungsergebnissen der ADL-Skala sowie der Subskala *Körperliche Mobilität* an. Sofern eine Befragung durchführbar ist, sind die eingesetzten Instrumente insgesamt gut geeignet, Veränderungen einzelner Lebensqualitätsdimensionen im Zusammenhang mit Lebertransplantationen abzubilden. Fremdeinschätzungen der Lebensqualität bieten nach den vorliegenden Ergebnissen die Möglichkeit einer einfachen präoperativen Prognoseabschätzung und beschreiben damit gleichzeitig die Fallstruktur, die bei der vergleichenden Bewertung von Überlebensraten berücksichtigt werden sollte.

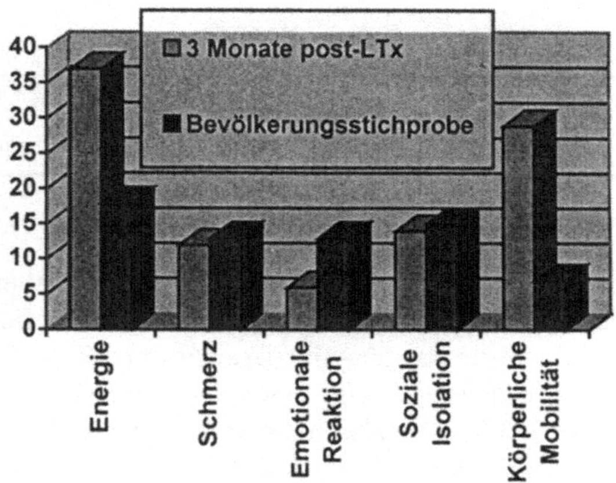

Abb. 5. NHP-Scores drei Monate nach erfolgreicher LTx im Vergleich mit einer Bevölkerungsstichprobe (n "post Ltx" = 46, n "Stichprobe" = 308):

Qualitative Untersuchungen

Fragestellungen. In einer weiteren, ebenfalls prospektiv angelegten Untersuchung wurden teilstrukturierte Interviews mit Patienten vor und nach einer Lebertransplantation durchgeführt[i]. Inhaltliche Schwerpunkte waren physisches und psychisches Befinden einerseits sowie Mechanismen der Krankheitsverarbeitung andererseits. Auf diese Weise sollten das subjektive Erleben, Art und Umfang der sozialen Unterstützung, Erklärungsmodelle für die Erkrankung und die Gewichtung einzelner Beeinträchtigungen in dieser extremen Lebenssituation inhaltlich differenziert erschlossen werden.

Studienpopulation. 26 Patienten (13 Frauen, 13 Männer) wurden in insgesamt 78 (3x26) Interviews (1x präoperativ, 2x postoperativ) befragt. Diagnose der Grunderkrankung und andere wichtige Daten können der Tabelle 17 entommen werden. Die meisten Patienten blickten bereits auf eine lange Krankheitsdauer zurück: Bei Männern im Durchschnitt 10 (3-18) Jahre und bei Frauen etwa 13 (6-24) Jahre. 18 Patienten gaben an, über ärztliche Anregung und Vermittlung an das Transplantationszentrum gekommen zu sein, acht Patienten hatten ihren Haus-oder Facharzt aus eigener Initiative gebeten, sie an ein Transplantationszentrum oder direkt an die MHH zu vermitteln.

Ergebnisse. Die Ergebnisse der Interviewstudie geben ein relativ differenziertes Bild der Lebertransplantation und ihrer Begleitumstände aus der Sicht der Betroffenen. Anhand der Fragen zu den Bereichen:

- Physische und psychische Situation vor der Lebertransplantation
- Motivation und Entscheidung zur Lebertransplantation
- Das neue Organ und die Selbstprognose
- Physische und psychische Entwicklung nach der Transplantation

konnte gezeigt werden, welchen Belastungen die Patientinnen und Patienten vor und nach der Behandlung ausgesetzt sind, wie sich dies auf ihre Lebensqualität auswirkt, wie sie damit umgehen, bzw. welche Hilfe sie hierzu von behandelnden Ärzten, dem Pflegepersonal und von ihren Angehörigen benötigen.

Zwar sind die medizinischen Faktoren zunächst maßgeblich für den Erfolg der Transplantation. Die Ergebnisse der Interviews zeigen aber auch, daß darüber hinaus hinsichtlich der Motivation zur Transplantation und der psychischen Organintegration postoperativ eher förderliche und weniger günstige Bewältigungsstrategien beobachtet werden können.

---

[i] Das Interview wurde auf freiwilliger Basis geführt und mit Einwilligung der Patienten protokolliert; Ablehnungen, daran mitzuwirken, gab es keine. Die Dauer der Gespräche betrug etwa 45-60 Minuten. Ausschlußkriterien waren: Alter < 18 Jahre, geringe Deutschkenntnisse, Notfalleinweisung und eine Enzephalopathie $>$ Grad I.

Patienten mit Schwächen in diesem Bereich können anhand der gefundenen Ergebnisse im Vorfeld der Transplantation, während der Entscheidungsfindung, identifiziert und gezielt, ggf. auch psychotherapeutisch unterstützt werden. In diese Gruppe gehören vor allem die Patienten, die sich aufgrund ihrer ethischen und moralischen Bedenken (Definition des Hirntods, Annahme des Organs eines Verstorbenen) sehr spät für eine Transplantation entscheiden, häufiger unter Komplikationen leiden und längere Erholungszeiten benötigen.

Literatur

1   Niechzial M, Hampel E, Grobe Th, Nagel E, Dörning H, Raspe H (1997) Determinanten der Lebensqualität bei chronischer Niereninsuffizienz. Zeitschrift für Sozial- und Präventivmedizin 42: 162-74

2   Eggers PW (1990) Mortality rates among dialysis patients in Medicare's end stage renal disease program. Am J Kidney Dis 15: 414-21

3   Callender FA (1989) Psychologic factors related to dialysis in kidney transplant decisions. Transplant Proc 21: 1976-78

4   Corbin, JM (1994) Chronicity and the trajectory framework. Veröffentlichungsreihe der Forschungsgruppe Gesundheitsrisiken und Präventionspolitik am Wissenschaftszentrum Berlin für Sozialforschung: 94-202

5   Koch U, Muthny FA (1990) Quality of Life in Patients with End-Stage Renal Disease in Relation to the Method of Treatment. Psy Ther Psysom 54: 161-71

6   Groot JW de, Groot M de, et al., Kamphuis PF (1994) Little difference in quality of life of dialysis patients in Utrecht and Willemstad. Ned Tijdschr Geneeskd 138: 862-6

7   Simmons RG, Anderson CR, Abress LK (1990) Quality of life and rehabilitation differences among four end-stage renal disease therapy groups. Scand J Urol Nephrol Suppl. 131: 7-22

8   Sensky T (1993) Psychosomatic aspects of end-stage renal failure. Psychother Psychosom 59: 56-68

Quantitative Nutzenbewertung

Kostenanalyse

Grundlagen

Aus der Literaturanalyse bisheriger Kostenstudien ließen sich nur wenige Informationen über die Struktur und den Umfang des Ressourcenverbrauchs bei Leber- und Nierentransplantationen gewinnen. Auszugehen ist von großen Schwankungen in der Kostenstruktur, abhängig von Krankeits- und Behandlungsverläufen. Bei bestimmten Erkrankungen, z.B. der Hepatitis B, sind nach einer Transplantation zusätzliche Behandlungsmaßnahmen erforderlich, die insgesamt höhere Kosten verursachen. Die folgende Analyse soll – nach einer Beschreibung der Leistungsstruktur und des Mengengerüstes - der Überprüfung und Verifizierung relevanter Kosteneinflußgrößen dienen. Damit werden die grundlegenden Voraussetzungen für eine betriebs- und eine volkswirtschaftliche Bewertung der Transplantationschirurgie geschaffen.

Kosten der Nierentransplantation

Von 169 im Zeitraum vom 01.06.93 bis 30.09.1994 an der MHH transplantierten Patienten wurden 75 (zufällig ausgewählte) Verläufe[i] im Hinblick auf den Ressourcenverbrauch vollständig erfaßt.

Direkte Kosten. Etwa ein Drittel der Gesamtkosten einer Nierentransplantation entfielen auf die Betreuung der Patienten auf der Normalstation, jeweils 20% auf die intensivmedizinische Behandlung und die Pauschale für die Organbereitstellung. Lediglich 8 % der Gesamtkosten wurden durch die Operation des Organs verursacht.

---

[i] Eine lückenlose Dokumentation aller Patienten war aus Kostengründen nicht möglich

Medikamente machten sowohl auf der Normal- wie auf der Intensivstation weniger als 15% aus. Bei 16 der 75 vollständig dokumentierten Fälle traten Abstoßungsreaktionen auf, die zu durchschnittlichen Mehrkosten in Höhe von DM 14.421 führten.

Tabelle 27. Kosten der Nierentransplantation nach Behandlungsphasen (n = 75; in DM)

Behandlungsphase	Mittelwert	Minimum	Maximum
Phasenunabhängige Kosten	6.860,78	3.396,30	14.670,54
Evaluationskosten	552,00	552,00	552,00
Kosten der Organbeschaffung	12.000,00	12.000,00	12.000,00
Kosten der präoperativen Phase	478,00	478,00	478,00
Kosten der Operation	4.573,52	2.391,00	7.110,67
Kosten der Behandlung auf Intensivstation	11.749,82	946,15	163.111,85
Kosten der Behandlung auf Normalstation	21.218,13	4.306,87	53.513,95
Kosten weiterer Operationen	2.547,77	0,00	28.988,53
Gesamtkosten	59.980,00	33.052,55	221.853,15

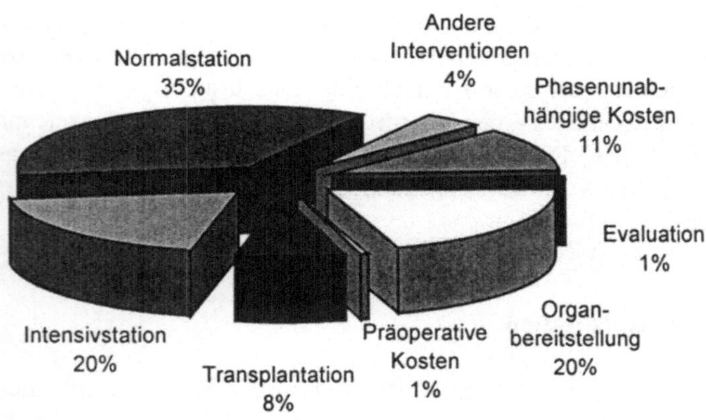

Abb. 6. Durchschnittliche Kosten der Nierentransplantation nach Behandlungsphasen

Indirekte Kosten. Indirekte Kosten bei der Nierentransplantation werden durch das behandlungsgebundene Morbiditäts- und Mortalitätsrisiko bestimmt. Langfristig unterscheiden sich die Mortalitätsraten unter Dialyse bzw. nach Nierentransplantation nicht, so daß im Vergleich keine Produktivitätsverluste entstehen. Kurzfristig errechnen sich aus durchschnittlich 42 Arbeitsunfähigkeitstagen für den stationären Aufenthalt sowie die unmittelbar nachfolgende Erholungszeit, bewertet mit dem mittleren Bruttoinlandsprodukt aus unselbständiger Arbeit[i], etwa DM 5.300.-- an indirekten Kosten.

Kosten der Lebertransplantation

Von den 118 im Studienzeitraum transplantierten Patienten wurden 60 zufällig ausgewählte Behandlungsverläufe vollständig dokumentiert. In 22 dieser Fälle erfolgte eine Retransplantation, in 3 Fällen auch eine dritte Transplantation. 20 Patienten wurden in einem akut lebensbedrohlichen Zustand transplantiert

Direkte Kosten. Mehr als die Hälfte der Durchschnittskosten einer Lebertransplantation von DM 200.750.-- (DM 85.387 bis DM 422.040) entfielen auf die postoperative, intensivmedizinische Behandlung:

Tabelle 28. Kosten der Lebertransplantation (n = 60; in DM)

Behandlungsphase	Mittelwert	Minimum	Maximum
Phasenunabhängige Kosten	9.200,77	4.629,42	21.540,78
Evaluationskosten	10.452,00	10.452,00	10.452,00
Kosten der Organbeschaffung	16.432,50	15.650,00	31.300,00
Kosten der präoperativen Phase	670,00	670,00	670,00
Kosten der Operation	23.321,37	13.953,77	44.769,42
Kosten von Re-Transplantationen	980,96	0,00	25.094,31
Kosten der Behandlung auf Intensivstation	107.589,43	14696,71	406.921,68
Kosten der Behandlung auf Normalstation	27.545,12	952,96	85.266,13
Kosten weiterer Operationen	4.558,31	0,00	27.578,45
Gesamtkosten	200.750,46	85.386,95	507.000,28

---

[i] Das Bruttoinlandsprodukt aus unselbständiger Arbeit im Bezugsjahr 1993 betrug DM 46.000.-- pro Erwerbstätigem (Quelle Statistisches Bundesamt, Jahrbuch 1995: 108, 655); Die Quote der Erwerbstätigen auf der MHH-Warteliste zur Nierentransplantation lag bei 58,7%.

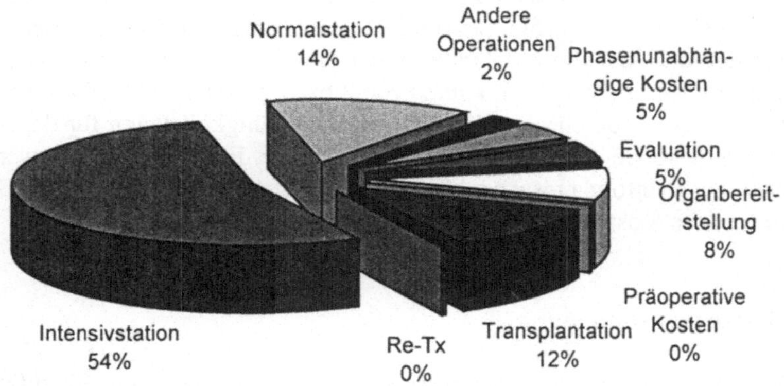

Abb. 7. Durchschnittliche Kosten der Lebertransplantation nach Behandlungsphasen

Von den 60 Patienten der dokumentierten Studienpopulation waren insgesamt 15 im Beobachtungszeitraum gestorben. Vor allem wegen der erheblich höheren Aufwendungen für die intensivmedizinische Behandlung waren die Kosten bei verstorbenen Patienten im Durchschnitt fast doppelt so hoch wie die Kosten bei überlebenden Patienten:

Tabelle 29. Vergleich der Kosten - verstorbene und überlebende Patienten

Behandlungsphase	Überlebende Patienten (n = 45)	Verstorbene Patienten (n = 15)	Differenz (%)
Phasenunabhängige Kosten	9.240,90	9.080,40	./. 1,7
Evaluationskosten	10.452,00	10.452,00	0,0
Organbeschaffung	16.345,56	16.693,33	+ 2,1
OP-Vorbereitung	670,00	670,00	0,0
Transplantationsoperation	23.401,92	23.079,73	./. 1,4
Re-Transplantationen	750,29	1.672,95	+ 122,97
Intensivstation	85.632,08	173.461,47	+ 102,57
Normalstation	31.399,87	15.980,88	./. 49,1
Weitere Operationen	3.313,34	8.293,23	+ 150,3
Gesamtkosten	181.205,96	· 259.383,99	+ 43,1

Beim Vergleich verschiedener Untergruppen ließ sich feststellen, daß Notfalleingriffe mit etwa 10% höheren Kosten verbunden waren. Patienten mit einer Raucheranamnese wiesen nur unwesentliche Kostenunterschiede zu der Vergleichsgruppe auf (unter 10 %). Wegen des höheren Verbrauchs vor allem in der Frühpostoperativen Phase auf der Intensivstation traten vor allem bei Patienten mit Hepatitis B höhere Kosten als bei den Transplantierten ohne diese Infektion auf.

Dieser Unterschied war auch nicht auf einen größeren Anteil Verstorbener zurückzuführen, da der Prozentsatz unter dem der gesamten Studienpopulation (25%) lag. Bei Patienten mit einer HCV-Infektion könnte ein höherer Anteil Verstorbener den Kostenunterschied verursacht haben. Bei 9 der 60 vollständig dokumentierten Fälle traten Abstoßungsreaktionen auf, die zu durchschnittlichen Mehrkosten in Höhe von DM 11.068.-- führten. Auch hier entsprach der Anteil der verstorbenen Patienten (22 %) annähernd dem in der Gesamtgruppe.

Tabelle 30. Kostenanalyse bei verschiedenen Untergruppen

Gruppe	n	Gesamte Durch-schnittskosten (DM)	Anteil Intensiv-behandlung (%)	Anzahl Verstor-bene
Alle Patienten	60	200.750,46	53,6	15
Notfalleingriffe	7	218.873,54	56,9	1
Elektiveingriffe	53	198.356,85	53,1	14
Nikotinabusus				
Raucher	18	210.011,89	53,6	2
Nichtraucher	42	196.781,28	53,6	13
Abstoßungsreaktionen	9	211.818,46	48,6	2
Hepatitis-Erkrankung				
Patienten mit Hepatitis B	8	246.770,40	59,4	0
Patienten ohne Hepatitis B	52	193.670,48	52,4	15
Patienten mit Hepatitis C	9	218.959,12	57,2	3
Patienten ohne Hepatitis C	51	197.537,17	52,9	12
Patienten mit Hepatitis B und/oder Hepatitis C	14	229.841,20	58,0	3
Patienten ohne Hepatitis	46	191.896,76	52,0	12

Indirekte Kosten. Von den 118 Patienten, die eine Lebertransplantation erhielten, waren nach Ablauf eines Jahres 40 gestorben – dies entspricht einer Mortalitätsrate von 34%. Die Patienten auf der Warteliste waren zu 50,2% erwerbstätig. Die Bewertung mit dem durchschnittlichen Bruttoeinkommen aus unselbständiger Arbeit (s.o.) ergab somit indirekte Kosten von DM 5.350.-- pro Transplantation.

Tabelle 31. Erwerbstätigkeit der Patienten, Warteliste für LTx (nur Patienten bis 65 Jahre)

	Anzahl	Anteil (%)		Anzahl	Anteil (%)
Vollzeit erwerbstätig	73	40,3	Andere Erwerbstätigkeit	2	1,1
Teilzeit erwerbstätig	16	8,8	Arbeitslos	7	3,9
Hausfrau / Hausmann	43	23,8	Fehlende Angaben	30	--
Rentner	40	22,1	Gesamt	211	100,0

Kosten-Vergleichs-Analyse

Dialyse versus Nierentransplantation

Die folgenden Kostenangaben sind auf einen typischen Dialysepatienten bezogen, wobei Begleiterkrankungen wie Diabetes mellitus und hohe Blutfettwerte gemäß dem geschätzten Patientenanteil bei der Berechnung berücksichtigt wurde. Die Gesamtzahl der dialysepflichtigen Patienten in Deutschland wird auf etwa 40.000 geschätzt. Für sie wurden im Jahr 1995 insgesamt DM 2,3 Milliarden aufgewendet, pro Patient also etwa DM 60.000.-- jährlich.

Da in Deutschland der ganz überwiegende Teil der Patienten (85%) mittels Hämodialyse versorgt wird, werden im folgenden die Berechnungen auf diese Behandlungsalternative beschränkt. Für die ärztliche Behandlung werden je DM 50.-- abgerechnet; dazu kommt jeweils eine Sachkostenpauschale (Abschreibung des Dialysegerätes, Spüllösung, Filter, Schlauchsystem, Nadeln und Verbandsmaterial) in Höhe von ca. DM 340.-- Bei durchschnittlich 150 Behandlungen im Jahr fallen somit insgesamt DM 58.500.-- an. Neben den eigentlichen Kosten der Dialysebehandlung sind zusätzliche Untersuchungen wie EKG, klinische Chemie und Medikamente zu berücksichtigen. Im Mittel betragen diese pro Jahr etwa DM 8.400.-- (davon entfällt etwa die Hälfte auf das Erythropoietin). Insgesamt entstehen pro Patient Kosten in Höhe von DM 66.900.-- pro Jahr.

Indirekte Kosten der Dialyse fallen definitionsgemäß nur bei Personen mit eigenem Arbeitseinkommen an. Der Anteil von 58,7 % Erwerbstätiger auf der Warteliste lag 4 % unter dem entsprechenden Wert für die Gesamtbevölkerung[i]. Diese Differenz wurde als Näherungswert für den durch eine terminale Niereninsuffizienz verursachten volkswirtschaftlichen Produktivitätsverlust angenommen, da eine

---

[i] 1993 lebten in der Bundesrepublik Deutschland insgesamt 53.137.400 Personen im Alter zwischen 18 und 65 Jahren. Davon waren gemäß Mikrozensus des Statistischen Bundesamtes 33.391.000 Personen erwerbstätig , entsprechend einem Anteil in dieser Altersgruppe von 62,8 %.

differenziertere Befragung der Wartelistenpatienten über die Hintergründe ihres beruflichen Status nicht durchgeführt werden konnte. Bewertet mit dem durchschnittlichen Einkommen aus unselbständiger Arbeit, ergeben sich durch vorzeitiges Ausscheiden aus dem Arbeitsprozeß verursachte indirekte Kosten in Höhe von DM 1.840.--.

Tabelle 32. Erwerbstätige, Warteliste NTx (Patienten bis 65 Jahre)

	Anzahl	Anteil (%)		Anzahl	Anteil (%)
Vollzeit erwerbstätig	384	44,5	Rentner	176	20,4
Teilzeit erwerbstätig	121	14,0	Arbeitslos	38	4,4
Wehr- oder Zivildienst	2	0,2	Fehlende Angaben	92	--
Hausfrau / Hausmann	142	16,5	Gesamt	955	100,0

Gemäß AOK-Statistik kommen noch durchschnittlich 18 Fehltage von Dialysepatienten am Arbeitsplatz hinzu[i]. Diese wurden wiederum mit dem durchschnittlichen Bruttoeinkommen aus unselbständiger Arbeit pro Erwerbstätigen und Tag bewertet, so daß die indirekten Kosten der Dialyse sich auf DM 4.100.-- addieren[ii].

Für den langfristigen Kostenvergleich sind neben dem Ressourcenverbrauch beim stationären Aufenthalt unmittelbar nach der Transplantation auch die Kosten der medikamentösen Therapie und der regelmäßigen medizinischen Betreuung von Bedeutung. Für Immunsuppressiva werden pro Jahr im Durchschnitt DM 13.500.-- ausgegeben, die Kosten für Laboruntersuchungen und ambulante ärztliche Leistungen bei transplantierten Patienten betragen ca. DM 500.-- pro Jahr. Ebenso berücksichtigt werden müssen die durchschnittlichen Überlebensraten (der Patienten und der Organe). Durch verbesserte Immunsuppression konnte zwar die durchschnittliche Überlebensdauer der Organe verlängert werden, weiterhin verringern aber chronische Abstoßungsreaktionen und Rezidive der Grunderkrankung sowie andere Komplikationen die Funktionsraten im Laufe der Jahre.

Für die Berechnung der indirekten Kosten mußte auf externe Datenquellen zurückgegriffen werden. Umfassende Daten stehen von "Eurotransplant" sowie vom Department of Health and Human Services[iii] in den USA zur Verfügung. Eine Auswertung von über 26.000 Datensätzen ergab folgende Funktionsraten:

---

[i] AOK-Bundesverband (Hrsg.): Krankheitsartenstatistik 1992, Bonn 1995

[ii] Diese Vorgehensweise zur Bewertung der krankheitsbedingten Produktivitätsverluste am Arbeitsplatz wird auch in den zur Zeit gültigen Richtlinien zur gesundheitsökonomischen Evaluation empfohlen (Vgl. auch: Schulenburg, J.-M. Graf v.d., Greiner, W. u.a. Konsensgruppe "Gesundheitsökonomie": Empfehlungen zur gesundheitsökonomischen Evaluation - Hannoveraner Konsens -, ZfA 72 (1996): 485–90)

[iii] Department of Health and Human Services: Health Care Financing - Research Report (End Stage Renal Disease) 1991, Baltimore 1993

Tabelle 33. Organfunktionsraten, Medicare 1986 - 90 (nach Altersklassen)

		Anteil überlebender Patienten (%)				
Alter	Patientenzahl	1 Jahr	2 Jahre	3 Jahre	4 Jahre	5 Jahre
unter 15	756	77,7	66,1	61,4	57,2	55,7
15 - 24	2.287	82,1	77,3	69,0	61,8	56,0
25 - 34	5.647	78,6	72,3	66,5	60,7	56,6
35 - 44	7.378	78,2	71,6	65,3	60,0	55,4
45 - 54	5.895	78,3	72,0	66,5	61,3	56,9
55 - 64	3.752	77,7	71,0	65,6	60,2	54,3
65 - 74	770	73,0	68,5	62,2	57,2	51,1
Gesamt	26.506	78,4	72,0	66,0	60,5	55,8

Aus den bei Euro-Transplant erfragten Daten ergeben sich folgende Organfunktionsraten und Überlebenswahrscheinlichkeiten an deutschen Transplantationszentren[i]. Dabei wird deutlich, daß die Mortalität von Transplantierten in Deutschland erheblich unter den vorgenannten US-amerikanischen Zahlen liegt:

Tabelle 34. Überlebensraten nach Nierentransplantation (BRD)

Zeitraum nach Tx	Organ (%)	Patient (%)	Zeitraum nach Tx	Organ (%)	Patient (%)
1 Monat	92,2	99,2	5 Jahre	64,0	86,3
3 Monate	87,8	97,8	6 Jahre	59,0	82,0
6 Monate	85,5	96,8	7 Jahre	55,0	78,0
1 Jahr	82,9	95,8	8 Jahre	53,0	73,0
2 Jahre	77,9	93,6	9 Jahre	49,0	73,0
3 Jahre	72,9	91,2	10 Jahre	47,8	70,8
4 Jahre	67,0	90,0			

Aus den vorliegenden Daten läßt sich ableiten, daß von den Patienten, die das erste Jahr nach Transplantation überlebt haben, nach 10 Jahren noch knapp 71% am Leben sind und bei etwa 48% das Transplantat funktioniert. Bei den anschließenden Berechnungen wurde davon ausgegangen, daß für die Überlebenden, deren neue Niere nicht mehr funktioniert, wiederum Dialysekosten anfallen.

Als Kosten der Immunsuppression und der nachfolgenden Betreuung wurden pro Jahr DM 15.005.-- angenommen, für die Dialyse DM 55.162.-- p.a. Legt man

---

[i] Quelle: Stiftung EuroTransplant, Leiden, Daten für deutsche Transplantationszentren

diese Parameter zugrunde, läßt sich nachweisen, daß bereits im zweiten Jahr nach Transplantation die Dialysekosten die Kosten der Operation übersteigen[i].

Tabelle 35. Langfristige direkte Kosteneffekte von Nierentransplantationen

Abdiskontierte Kosten	bei Transplantation	ohne Transplantation	Differenz
1. Jahr	67.482,88	55.162,53	12.320,34
2. Jahr	15.391,41	52.535,75	./. 37.144,34
3. Jahr	15.601,85	50.034,04	./. 34.432,20
4. Jahr	16.730,83	47.651,47	./. 30.920,64
5. Jahr	15.376,91	45.382,35	./. 30.005,44
6. Jahr	14.602,38	43.221,29	./. 28.618,91
7. Jahr	13.634,19	41.163,13	./. 27.528,94
8. Jahr	11.627,36	39.202,98	./. 27.575,62
9. Jahr	12.385,13	37.336,17	./. 24.951,05
10. Jahr	11.353,48	35.558,26	./. 24.204,78
Gesamt	194.186,41	447.247,99	./. 253.061,58

Konventionelle Behandlung versus Lebertransplantation

Ein Vergleich der Kosten einer konventionellen Therapie ohne Transplantation mit denen einer Lebertransplantation ist auch ökonomisch wenig sinnvoll, da sie therapeutisch nicht gleichwertig sind. Da die Lebenserwartung bei fortgeschrittener Lebererkrankung (Stadium C der Child-Pugh Klassifikation) ohne einen Organersatz bei durchschnittlich etwa einem Jahr liegt, fallen im allgemeinen auch nur im ersten Jahr des Vergleichszeitraums Kosten für die Behandlung an.

---

[i] Für den langfristigen Vergleich der Kosten von Transplantation und der jeweiligen Alternativbehandlung wurde ein Diskontierungszinssatz von 5 % gewählt, der in Sensitivitätsanalysen auf 0 % und 10 % variiert wurde - die Ergebnisse waren unabhängig vom Diskontierungszinssatz.

Kosten-Wirksamkeits-Analyse

Ergebnisparameter

Als Maß für den Erfolg einer Transplantation stehen für ökonomische Untersuchungen Parameter im Vordergrund, die den Nutzen der Behandlung für den Patienten direkt erfahrbar steigern. Die Kosten-Wirksamkeit wird hier ausschließlich auf gewonnene Lebensjahre bzw. Mortalitätsraten bezogen.

Die Nierentransplantation hat gegenüber der Dialysebehandlung ein nur geringfügig erhöhtes Mortalitätsrisiko. Bei der Nierentransplantation wird daher der Nenner des Kosten-Wirksamkeitsquotienten durch die Transplantation nicht beeinflußt. Weil insofern keine Lebensjahre in Folge der Transplantation hinzugewonnen werden, ist eine Berechnung von Kostenwirksamkeit bei Nierentransplantationen versus Dialyse nicht sinnvoll. Durch eine erfolgreiche Lebertransplantation werden dagegen eine erhebliche Anzahl von Lebensjahren hinzugewonnen. Für die Abschätzung langfristiger Mortalitätsraten wurden Daten der Stiftung *Euro-Transplant* herangezogen, die bis zu einem Jahr etwas geringere Überlebensraten als die Studienpopulation ausweisen:

Tabelle 36. Überlebensraten nach Lebertransplantation (Deutschland)

Zeitraum nach Tx	Überlebensrate Organ (%)	Überlebensrate Patient (%)	Zeitraum nach Tx	Überlebensrate Organ (%)	Überlebensrate Patient (%)
1 Monat	74	82	5 Jahre	43	51
3 Monate	66	74	6 Jahre	41	49
6 Monate	61	70	7 Jahre	39	47
1 Jahr	56	64	8 Jahre	38	46
2 Jahre	50	59	9 Jahre	37	45
3 Jahre	48	56	10 Jahre	35	43
4 Jahre	45	53			

Tabelle 37. Gewonnene Lebensjahre nach Lebertransplantationi

Zeitraum nach Tx	Überlebens-rate Patient	Gewon-nene Le-bensjahre	Kumu-lierte Lebens-jahre	Zeitraum nach Tx	Überle-bensrate Patient	Gewon-nene Lebens-jahre	Kumu-lierte Lebens-jahre
14 Tage	96 %	0,04	0,04	9 Jahre	45 %	0,31	3,15
1 Monat	85 %	0,04	0,08	10 Jahre	43 %	0,28	3,43
3 Monate	77 %	0,13	0,21	11 Jahre	39 %	0,25	3,68
6 Monate	72 %	0,19	0,40	12 Jahre	34 %	0,22	3,90
1 Jahr	66 %	0,34	-0,26 *	13 Jahre	30 %	0,18	4,08
2 Jahre	59 %	0,60	0,34	14 Jahre	26 %	0,14	4,22
3 Jahre	56 %	0,52	0,86	15 Jahre	22 %	0,12	4,34
4 Jahre	53 %	0,47	1,33	16 Jahre	17 %	0,10	4,44
5 Jahre	51 %	0,43	1,76	17 Jahre	13 %	0,07	4,51
6 Jahre	49 %	0,39	2,15	18 Jahre	9 %	0,04	4,55
7 Jahre	47 %	0,36	2,51	19 Jahre	4 %	0,03	4,58
8 Jahre	46 %	0,33	2,84	20 Jahre	0 %	0,01	4,59

*Bei den Berechnungen wurde ohne Transplantation eine mittlere Überlebensdauer von einem Jahr unterstellt

Obwohl die Lebertransplantation mit vergleichsweise hohen Kosten verbunden ist, hat die Berechnung gewonnener Lebensjahre auch den Nutzen dieser Behandlung verdeutlichen können. Die direkten Kosten pro gewonnenem Lebensjahr betragen nach einer mittleren Überlebenszeit von fünf Jahren (DM 229.994,14 / 1,76 Jahre=) DM 130.666.--. Bei längerer Überlebenszeit sind die Kosten pro gewonnenem Lebensjahr entsprechend geringer (nach 20 Jahren nur noch DM 64.433.--)[ii]:

---

[i] Den Berechnungen liegt ein Diskontierungszinssatz von 5 % sowie ein Zeithorizont von 20 Jahren zugrunde. Dabei wurde außerdem angenommen, daß nach 20 Jahren alle Transplantierten verstorben und die Todeszeitpunkte von Zeitstufe zu Zeitstufe gleich-mäßig verteilt sind. Unter diesen Voraussetzungen ergeben sich durchschnittlich 4,6 Jahre mittlere Lebenszeit nach Transplantation;

[ii] Diesen Berechnungen liegt in Diskontierungszinssatz von 5 % zugrunde. Für eine mitt-lere Überlebenszeit von 5 Jahren ergeben sich ohne Berücksichtigung einer Diskontie-rung Kosten pro gewonnenem Lebensjahr von DM 117.325.--, bei einem Diskontie-rungssatz von 10 % beträgt dieser Wert DM 145.011.--.

Tabelle 38. Kosten pro gewonnenem Lebensjahr nach Lebertransplantation

Jahre nach Tx	Kosten mit Transplantation (DM)	Kosten ohne Transplant. (DM)	Kumulierte Differenz (DM)	Gewonnene Lebensjahre	Kosten / gewonnenem Lebensjahr
1	208.253,34	24.785,00	183.468,34	./. 0,26	--
2	13.444,96	0,00	196.913,29	0,34	579.106,06
3	12.067,72	0,00	208.981,02	0,86	242.557,89
4	10.942,02	0,00	219.923,04	1,33	165.062,38
5	10.071,10	0,00	229.994,14	1,76	**130.665,98**
6	9.258,31	0,00	239.252,45	2,15	111.180,33
7	8.500,09	0,00	247.752,55	2,51	98.701,67
8	7.944,21	0,00	255.696,76	2,84	90.015,63
9	7.422,00	0,00	263.118,75	3,15	83.568,40
10	6.794,43	0,00	269.913,19	3,43	78.642,10
11	5.823,80	0,00	275.736,99	3,68	74.868,41
12	4.930,20	0,00	280.667,19	3,90	72.027,71
13	4.108,50	0,00	284.775,69	4,08	69.862,42
14	3.353,88	0,00	288.129,56	4,22	68.205,06
15	2.661,81	0,00	290.791,37	4,34	66.942,33
16	2.028,04	0,00	292.819,42	4,43	65.995,12
17	1.448,60	0,00	294.268,02	4,51	65.306,81
18	919,75	0,00	295.187,77	4,55	64.836,06
19	437,98	0,00	295.625,74	4,58	64.552,26
20	0,00	0,00	295.625,74	4,59	**64.432,55**
Gesamt	320.410,74	24.785,00			

Kosten-Nutzwert-Analyse

Lebensqualitätsmessung

Im Rahmen der Untersuchungen wurden (fast) alle Patienten vor und nach Leber- und Nierentransplantationen zur Lebensqualität befragt (s.o.). Zur Bestimmung eines Indexwertes, Voraussetzung für die Berechnung eines Nutzwert-Quotienten im Rahmen der ökonomischen Analyse, wurde der Euro-QoL-Fragebogen einge-setzt[i]. Insgesamt zeigte sich, daß Patienten nach Organtransplantation durch-schnittlich ein höheres Lebensqualitätsniveau erreichen. Dieses Ergebnis bestätigte sich sowohl für den Indexwert des EuroQol-Fragebogens wie auch für die visuelle Analogskala und die NHP-Subskalen. Damit erscheint die deutsche Version des Euro-QoL hinreichend valide und sensitiv, um die Effekte der Transplantation auf die Lebensqualität der Patienten zu beschreiben.

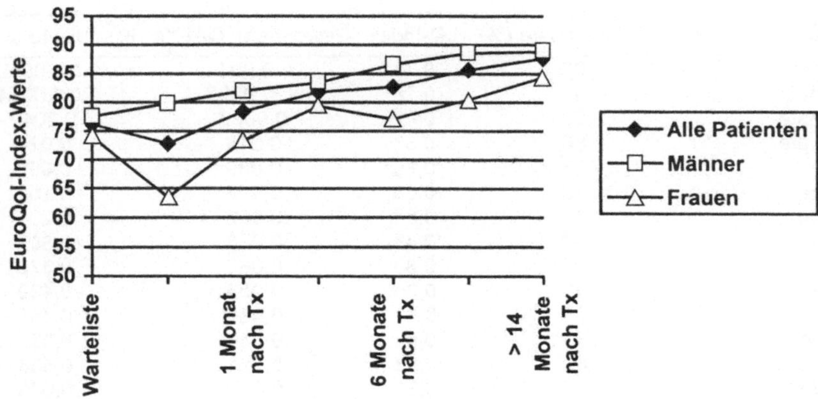

Abb. 8. Lebensqualität vor und nach Nierentransplantation (EuroQol-Index-Werte)

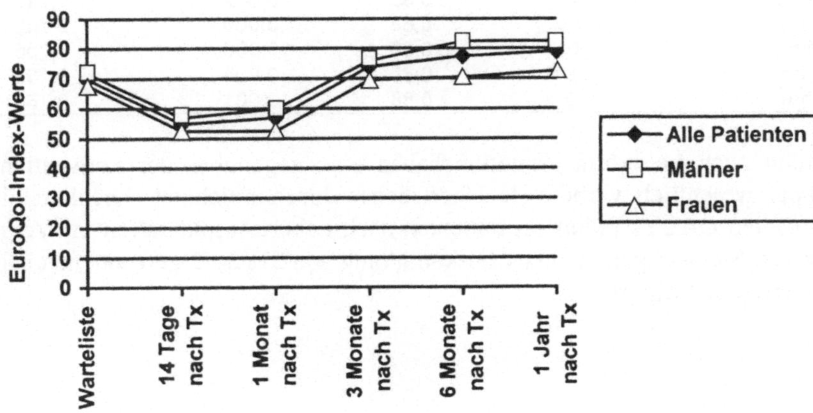

Abb. 9. Lebensqualität vor und nach Lebertransplantation (EuroQol-Index-Werte)

---

[i] EuroQol Group: EuroQol - a new facility for the measurement of health-related quality of life; Health Policy 16 (1990): 199-208

Berechnung qualitätskorrigierter Lebensjahre

Auch für die Berechnung der gewonnenen QALYs wurde ein Diskontierungszinssatz von 5% angesetzt. Für Dialysepatienten war ein Wert von 0,76 ermittelt worden, der als Vergleichswert herangezogen wurde. Aus den ermittelten Lebensqualitäts- und Überlebensdaten ergaben sich kumuliert 0,76 gewonnene QALYs für die Nierentransplantation[i].

Tabelle 39. Berechnung der QALYs nach Nierentransplantation

Zeitraum nach Tx	Überlebensrate (%)	LQ-Index	Gewonnene QALYs	Kumulierte QALYs
14 Tage	97	0,73	./. 0,0012	./. 0,0012
1 Monat	96	0,78	./. 0,0002	./. 0,0014
3 Monate	89	0,82	0,0063	0,0049
6 Monate	86	0,83	0,015	0,020
1 Jahr	84	0,86	0,039	0,059
2 Jahre	78	0,88	0,093	0,152
3 Jahre	73	0,88	0,082	0,234
4 Jahre	67	0,88	0,073	0,307
5 Jahre	64	0,88	0,065	0,372
6 Jahre	59	0,88	0,058	0,430
7 Jahre	55	0,88	0,051	0,481
8 Jahre	53	0,88	0,046	0,527
9 Jahre	49	0,88	0,041	0,568
10 Jahre	48	0,88	0,038	0,606
11 Jahre	43	0,88	0,033	0,639
12 Jahre	38	0,88	0,029	0,668
13 Jahre	33	0,88	0,024	0,692
14 Jahre	29	0,88	0,020	0,712
15 Jahre	24	0,88	0,016	0,728
16 Jahre	19	0,88	0,012	0,740
17 Jahre	14	0,88	0,009	0,749
18 Jahre	10	0,88	0,006	0,755
19 Jahre	5	0,88	0,004	0,759
20 Jahre	0	0,88	0,001	0,760

Patienten nach Lebertransplantation haben eine gegenüber der konventionellen Therapie wesentlich verbesserte Überlebenswahrscheinlichkeit. Die kumulierten gewonnenen QALYs fallen bei Patienten nach Lebertransplantation im Vergleich höher aus. Sie betragen bei einer Diskontierung von 5% 3,85 gewonnene qualitätskorrigierte Lebensjahre.

---

[i] Dieser Wert war stark abhängig von dem verwendeten Lebensqualitätsmaß. Bei Nutzung der visuellen Analogskala des EuroQols (statt des EuroQol-Indexwertes) stiegen die durch Nierentransplantation gewonnenen, qualitätskorrigierten Lebensjahre auf 1,48 bei 5 % Diskontierung, bzw. 1,98 ohne Abzinsung. Das Ergebnis reagierte außergewöhnlich sensitiv auf Veränderungen des Diskontierungszinssatzes.

Tabelle 40. Berechnung der QALYs nach Lebertransplantation

Zeitraum nach Tx	Überlebensrate (%)	LQ-Index	Gewonnene QALYs	Kumulierte QALYs
14 Tage	96	0,55	./. 0,006	./. 0,006
1 Monat	85	0,58	./. 0,005	./. 0,011
3 Monate	77	0,74	./. 0,004	./. 0,015
6 Monate	72	0,78	0,015	0,000
1 Jahr	66	0,79	0,039	0,039
2 Jahre	59	0,8	0,476	0,515
3 Jahre	57	0,8	0,419	0,934
4 Jahre	53	0,8	0,379	1,313
5 Jahre	51	0,8	0,342	1,655
6 Jahre	48	0,8	0,310	1,965
7 Jahre	46	0,8	0,281	2,246
8 Jahre	45	0,8	0,258	2,504
9 Jahre	44	0,8	0,239	2,743
10 Jahre	41	0,8	0,219	2,962
11 Jahre	37	0,8	0,193	3,155
12 Jahre	33	0,8	0,164	3,319
13 Jahre	29	0,8	0,138	3,457
14 Jahre	25	0,8	0,113	3,570
15 Jahre	21	0,8	0,092	3,662
16 Jahre	17	0,8	0,071	3,733
17 Jahre	12	0,8	0,053	3,786
18 Jahre	8	0,8	0,036	3,822
19 Jahre	4	0,8	0,021	3,843
20 Jahre	0	0,8	0,007	3,850

Das Ergebnis ist für die Lebertransplantation im Vergleich zur Nierenverpflanzung weit weniger abhängig vom verwendeten Lebensqualitätsmaß. Nutzt man die visuelle Analogskala des EuroQol zur QALY-Berechnung, ergeben sich nur unwesentlich abweichende Werte im Vergleich zu dem Ergebnis bei Verwendung der EuroQol-Index-Daten. Die geringere Sensitivität der QALY-Werte nach Lebertransplantation ist vor allem darauf zurückzuführen, daß der größte Teil der QALY-Gewinne auf gewonnene Lebensjahre und nicht auf Lebensqualitätsgewinne zurückzuführen ist. Somit fallen Unterschiede bei der Höhe der Lebensqualität je nach Art der Messung weniger stark ins Gewicht als bei der Nierentransplantation, wo die QALY-Gewinne ausschließlich auf Lebensqualitätsgewinne zurückzuführen sind.

Berechnung des Kosten-Nutzwert-Quotienten

Für die Berechnung des Kosten-Nutzwert-Quotienten bei der Lebertransplantation konnte nunmehr auf die bislang schon vorgestellten Ergebnisse zurückgegriffen werden: Bei einem Diskontierungsfaktor von 5 % treten bei der Lebertransplantation über einen Zeitraum von 20 Jahren mittlere zusätzliche Kosten in Höhe von 295.626 DM auf. Bei gleicher Abzinsung ergeben sich knapp 3,85 QALYs, und somit "kostet" ein QALY DM 76.796.--.

Für die Nierentransplantation ist ein Vergleich mit der Dialysetherapie im Hinblick auf den Kosten-Nutzwert-Quotienten möglich: Dieser beträgt für die Dialyse DM 147.762 pro QALY, für die Nierentransplantation DM 38.322 pro QALY, da die Dialyse sowohl teurer als auch bezüglich der erzielten Lebensqualität von geringerem Wert ist.

Diskussion

Grundlagen

In der zunehmend auch in der Öffentlichkeit geführten Diskussion über die Verwendung knapper Ressourcen im Gesundheitswesen stehen so herausragende Behandlungsverfahren wie die Organtransplantation besonders in der Pflicht, ihre Notwendigkeit und Sinnhaftigkeit unabweisbar darzulegen. Sie eignete sich daher besonders für die Entwicklung eines umfassenden Evaluationsmodells. Hierzu war zunächst der Aufbau eines komplexen Dokumentationssystems notwendig, das alle Bereiche der Behandlung erfaßt und zugleich den hohen Innovationsgrad der sich kontinuierlich entwickelnden Verfahren zufriedenstellend berücksichtigt. Derartige Systeme, oder Studien darüber, lagen noch nicht vor.

Ähnliches galt für die angestrebte Evaluierung der Verfahren ökonomischer Aspekte[1]. Methoden einer Kosten-Nutzen-Bewertung implizieren, daß sich menschliches Wohlergehen im allgemeinen und die Lebensqualität als Erfolgskriterium therapeutischen Handelns im besonderen, mit zulässiger kategorialer Vereinfachung anhand definierter Kriterien, die mittels sogenannter Selbst- und Fremdbewertungsskalen operationalisiert werden, darstellen lassen.

Die vorgestellte interdisziplinäre Studie zur medizinischen und ökonomischen Bewertung von Nieren- und Lebertransplantationen hatte zum Ziel, den klinischen Stellenwert ebenso wie die volkswirtschaftlichen Bedingungen und Auswirkungen dieser Behandlungsform in der Bundesrepublik Deutschland zu untersuchen.

Auf der Grundlage der Erfahrungen am Transplantationszentrum der Medizinischen Hochschule Hannover wurden Standards der Indikationsstellung, der stationären und ambulanten Versorgung und der Dokumentation der Krankheits- und Behandlungsverläufe erarbeitet. Die hierbei gewonnenen Daten dienten der Ausarbeitung einer epidemiologisch begründeten Bedarfsschätzung und der Entwicklung eines Systems zur Beobachtung und Sicherung der Verfahrensqualität. Ferner galt es, Bewertungseinheiten zu bestimmen und zusammenzuführen, die auch eine ökonomische Einschätzung des Verfahrens erlaubten. Damit kann die Studie in ihrer Struktur und Methodik als Evaluationsmodell auch für andere Bereiche der medizinischen Versorgung dienen.

Aus dem aktuellen Stand der klinischen Entwicklung von Nieren- und Leber-transplantationen, den Ergebnissen bisheriger Untersuchungen zur Wirtschaftlich-keit dieser Verfahren und deren Einfluß auf die Lebensqualität der behandelten Patienten ließ sich die Ausgangshypothese der Studie ableiten: Die Transplantation von Niere und Leber stellt (unter bestimmten Bedingungen) ein medizinisch er-folgreiches und ökonomisch effizientes Verfahren im Gesundheitsversorgungssy-stem dar. Dies, so wurde angenommen, gilt sicher für die Behandlung der dialyse-pflichtigen Niereninsuffizienz und - im weiteren Sinne - auch für die Therapie ter-minaler Lebererkrankungen.

Bislang veröffentlichte Studien verfolgten jedoch i.d.R. ein relativ eindimensio-nales Konzept: Entweder wurden ausschließlich Funktionsraten der Organe oder Überlebensraten der Patienten in mehrjährigen Beobachtungszeiten, oftmals retro-spektiv untersucht, oder über die Lebensqualität anhand neuer, z.T. in ihrer Vali-dität unsicherer Instrumente spekuliert, oder aber die Wirtschaftlichkeit anhand reiner Kostenbetrachtungen beschrieben, ohne die entscheidenden Fragen nach Effektivität und Effizienz beantworten zu können.

Voraussetzung für eine Analyse des Bedarfs medizinischer und ökonomischer Ressourcen ist ein besseres Wissen über die Grundstrukturen der medizinischen Versorgung in dem jeweiligen Bereich. Einheitliche epidemiologische, ökonomi-sche und sozialmedizinische Daten hierzu lagen nicht vor, u.a. auch weil sich das Verfahren selbst, insbesondere auf dem Gebiet der Lebertransplantation, erst in den vergangenen zehn Jahren zu seinem heutigen Stand entwickelt und sich das Indikationsspektrum ständig gewandelt haben.

Initiiert durch die Abteilung für Abdominal- und Transplantationschirurgie noch unter der Leitung von Prof. Dr. R. Pichlmayr (†1997), wurde daher eine in-terdisziplinäre Arbeitsgruppe aus Transplantationschirurgen, Internisten der Fach-gebiete Nephrologie und Gastroenterologie, Epidemiologen und Sozialmedizinern sowie Gesundheitsökonomen eingerichtet, die sich zum Ziel gesetzt hatte, ein um-fassendes Konzept der Analyse und der Bewertung abdominaler Transplantationen unter Berücksichtigung klinischer, psychosozialer und ökonomischer Erfolgspara-meter zu entwickeln. Dabei wurde der Bewertung der durch die Behandlung er-reichten Lebensqualität als Ausdruck der physischen, sozialen und emotionalen Gesundheit aus der Perspektive der Patienten eine besondere Bedeutung beige-messen. Die wesentlichen Fragestellungen wurden in drei großen Studienbereichen bearbeitet, die sich mit den Problemen der Indikations- und Bedarfsanalyse, der Bewertung der Behandlungseffekte und der quantitativen Nutzenbewertung be-faßten.

Indikation und Bedarf

Die Indikation zu einer therapeutischen Maßnahme ist der Ausgangspunkt ärztli-chen Handelns. Indikationskriterien (und in der Folge der Bedarf) unterliegen aber einer großen Variabilität. Dies gilt insbesondere für Behandlungsverfahren, die einem ständigen Wandel durch Innovation unterliegen. Häufig sind Standards und Leitlinien des diagnostischen und therapeutischen Prozederes nicht oder unzureichend entwickelt, ihre Anwendung ist abhängig vom Ausbildungs- und Wissensstand der behandelnden Ärzte, von der Ausgestaltung der Arzt-Patient-Beziehung (individuelle, fallbezogene Indikationsstellung), von infrastrukturellen Voraussetzungen und schließlich auch von gesetzlichen und ökonomischen Rahmenbedingungen.

Dabei bestimmt die Indikation den Behandlungserfolg wesentlich: Eine kontinuierliche Analyse und Bewertung der Behandlungsergebnisse ist also unabdingbare Voraussetzung für eine angemessene Indikationsstellung. Hieraus lassen sich Indikationsregeln entwickeln, die neben bevölkerungsbezogenen Daten über Morbidität und Mortalität Grundlagen für eine klinisch-epidemiologisch orientierte Bedarfsschätzung liefern, bei der aktuelle und künftige Präventions- und Behandlungsmöglichkeiten sowie deren Erfolgschancen berücksichtigt werden müssen.

Aufgrund der genannten Problemlage ließ sich die Indikations- und Bedarfsanalyse nur in einem auch methodisch umfangreichen Forschungsansatz bearbeiten. Nach einer grundlegenden Literaturanalyse wurden Daten aus vorhandenen Dokumentationssystemen gewonnen und auf ihre Validität geprüft. Erhebungen bei ärztlichen Entscheidungsträgern der Transplantationszentren dienten in der Zusammenschau mit den erhobenen Daten der Rekonstruktion von Indikationsregeln für den Bereich der Lebertransplantation. Auf der Basis dieser Untersuchungsergebnisse wurde dann eine Bedarfsschätzung unternommen.

Nierentransplantationen

Die Untersuchungen zur Analyse der Indikationsstellung und dem Bedarf im Bereich der Nierentransplantation konnten auf grundlegende epidemiologische Daten zurückgreifen. Auch herrscht - in der Literatur wie in der Praxis - weitgehend Einigkeit über die Abgrenzung der Indikationskriterien. Bei einer Prävalenz von ca. 40.000 Patienten mit einer dialysepflichtigen Niereninsuffizienz in der Bundesrepublik Deutschland und einer Inzidenz von 12.000 Neuaufnahmen der Dialysebehandlung (1996) ließ sich unter der Annahme, daß unter Berücksichtigung absoluter Kontraindikationen und einer Altersgrenze von ungefähr 70 Jahren etwa 50% dieser Patienten für eine Transplantation geeignet erscheinen, ein Bedarf von etwa 6.000 Transplantationen pro Jahr errechnen - dabei blieb der aktuelle Bestand der Wartelisten (ca. 8.000 Patienten) noch unberücksichtigt.

Lebertransplantationen

Für den Bereich der Lebertransplantation wurde im Rahmen der Analyse deutlich, daß die Entwicklung der Indikationsstellung - und damit der Bedarfszahlen - von verschiedenen, z.T. schwer kalkulierbaren Faktoren abhängig ist:

- Epidemiologische Register zur Prävalenz und Inzidenz wichtiger Krankheiten stehen in der Bundesrepublik Deutschland nicht zur Verfügung - dies wurde am Beispiel der schwierigen Einschätzung der Virushepatitis deutlich;
- Die Beschreibung und der Vergleich der Indikationskriterien und ihrer Anwendung bei der Indikationsstellung zur Lebertransplantation werden durch die zum Teil geringen Fallzahlen in einzelnen Diagnosegruppen erschwert.

Die Einteilung nach Grunderkrankungen stellt lediglich ein an leider nur ungenügend vorhandenen epidemiologischen Daten zur Prävalenz, zur Inzidenz und zum Krankheitsverlauf orientiertes Gerüst der Analyse dar. Erkrankungsstadium, Komorbidität und daraus resultierende Dringlichkeit erfordern auch im Hinblick auf die Ergebnisbewertung eine weitere Differenzierung.

Bei der Wahl des Operationszeitpunktes spielt die Wahrscheinlichkeit, mit der ein passendes Organ innerhalb der aus medizinischen Gründen notwendigen Frist zur Verfügung stehen kann, eine wichtige Rolle. Sie wird u.a. von der Blutgruppe sowie der Körpergröße und dem Gewicht des Patienten beeinflußt. Auch das Alter und Einschätzung seiner Mitarbeit sind wichtige Variablen.

In der Situation des Mangels birgt die Indikation zur Lebertransplantation für die betroffenen Ärzte zudem Konflikte, die sich auf den verschiedenen Ebenen der Indikationsstellung auswirken: Neben dem Anspruch auf einen optimalen Einsatz der nur begrenzt vorhandenen Ressourcen steht die Forderung nach größtmöglicher Verteilungsgerechtigkeit. Dabei ist eine klare und eindeutige Bewertung der klinischen Effektivität der Lebertransplantation in manchen Bereichen noch nicht endgültig möglich. Vor diesem Hintergrund ist es schwierig, allgemeingültige Indikationsregeln zu formulieren und darauf beruhende Bedarfszahlen zu entwickeln. Wichtige Unterschiede zwischen den Transplantationszentren waren in folgenden Indikationsbereichen zu beobachten:

Bei dekompensierter Zirrhose aufgrund einer aktiven (DNA-positiven) HBV-Infektion - hier gibt es derzeit erfolgversprechende Bemühungen, neben der extrem kostenintensiven Gabe hochgereinigter, spezifischer gamma-Globulin-Präparate, andere Therapieformen zu entwickeln, die einer Reinfektion des Transplantates durch extrahepatisch persistierende Hepatitisviren vorbeugen.

Vorbedingungen bei Patienten mit alkoholtoxischer Leberzirrhose (Dauer der Abstinenz, Bedeutung des sozialen Umfeldes und Einschätzung der Mitarbeit auch für die postoperative Behandlung) werden im Einzelfall unterschiedlich bewertet. Dennoch betonten die befragten Ärzte, daß ihnen an einer Benachteiligung dieser Patienten wegen der Erkrankungsursache nicht gelegen ist. Ihr Anteil an Transplantationsprogrammen ist aber weit geringer, als es der hohen Prävalenz der Grundkrankheit entsprechend zu erwarten wäre.

Umstritten bleibt die Indikation bei Patienten mit primären Lebertumoren. Die Begrenzung auf eine bestimmte Tumorgröße ist im Einzelfall schwierig einzuhalten. Insbesondere bei jüngeren Patienten, die in einem sehr guten Allgemeinzustand sind, fällt es oft schwer zu akzeptieren, daß ein längerfristiger Erfolg derzeit nicht zu erreichen ist und von einer Transplantation abgesehen werden sollte. Demgegenüber belegen Einzelfälle immr wieder den u.U. erreichbaren Erfolg.

Auch sind Konzepte multimodaler Vor- und Nachbehandlung (Chemoembolisati-on, regionale Chemoperfusion und/oder systemische Chemotherapie) derzeit in der klinischen Entwicklung. Eine abschließende Bewertung steht allerdings noch aus.

Deutlich wurde, daß das Gebiet der Lebertransplantation an seinen Grenzen nur provisorisch abgesteckt werden kann. Die individuelle Indikationsstellung nimmt auch weiterhin einen breiten Raum ein. In einigen Bereichen müssen noch viele Fragen beantwortet werden, bevor Indikationsregeln, Voraussetzung für eine indikationsbezogene Bedarfsanalyse, formuliert werden können.

Auch gibt es im Gegensatz zur Nierentransplantation auf der Ebene der ambu-lanten kassenärztlichen Versorgung keinen geregelten Zugang zu Lebertransplan-tationsprogrammen. Daraus resultiert eine auch sozial ungleiche Verteilung der Zugangschancen. Andererseits findet eine breit angelegte Aufklärung der nieder-gelassenen Ärzte im Sinne einer gezielten Anwerbung potentieller Patienten zu Voruntersuchungen aus gutem Grunde nicht statt: Die Zahl der Patienten, die Zu-gang zu den Programmen suchen und finden, ist schon jetzt weit größer, als die Zahl möglicher Transplantationen. Die Genauigkeit der Angaben über den realen Bedarf an Lebertransplantationen wird dadurch eingeschränkt.

Auch die Weiterentwicklung konservativer Behandlungsverfahren ist derzeit nur mit einer erheblichen Unsicherheit einzuschätzen. Die Möglichkeiten eines künstlichen Organersatzes und gentherapeutischer Verfahren erscheinen noch weitgehend hypothetisch. Auch können sie nur für seltene Stoffwechselerkrankun-gen eine Alternative zur Lebertransplantation darstellen. Fortschritte sind vor al-lem auf dem Gebiet der Xenotransplantation zu erwarten, doch sind die hierfür notwendigen Zeiträume und die Einsatzmöglichkeiten noch schwer abzuschätzen. Wenn sich dagegen die Langzeitprognose nach einer Lebertransplantation insbe-sondere bei elektiver Indikationsstellung weiterhin positiv entwickelt, könnte sie vielmehr selbst eine Alternative für andere langwierige und u.U. noch kosteninten-sivere Therapieformen sein. Vor diesem Hintergrund ist die im Rahmen der Be-darfsschätzung angegebene Rate von ca. 3.500 Lebertransplantationen/Jahr für die Bundesrepublik Deutschland zu betrachten.

Bewertung der Behandlungseffekte

Im Zentrum der Studie stand die Bewertung der Behandlungseffekte. Dabei ging es darum, die meßbare und gegen den Zufall und mögliche Verzerrungen gesi-cherte Wirksamkeit der Therapie zu beschreiben. Die hierfür notwendigen Daten se wurden durch eine prospektive Beobachtung und Dokumentation des Behand-lungsverlaufs zweier Kohorten (terminale Nieren- und Lebererkrankungen) trans-plantierter Patienten erhoben. Vergleichsansätze ergaben sich innerhalb beider Gruppen intra- und interindividuell (prä-post-Vergleich). Die Beurteilung der Ef-fektivität orientierte sich an folgenden Fragestellungen:

- Ist mit der Transplantation eine Heilung des Grundleidens möglich?
- Besteht eine Aussicht auf Lebensrettung (z.B. beim akuten Leberversagen) oder auf eine Verlängerung der Lebenszeit (bei chronischen Leberkrankheiten mit und ohne Tumor)?
- Wie ist der Spontanverlauf der Erkrankung bzw. das Ergebnis bei einer Fortführung alternativer Behandlungsmaßnahmen im Verhältnis zu den behandlungsbedingten Risiken einzuschätzen?
- Können Fehlentscheidungen bei der Indikation auf der Grundlage klinischer Untersuchung und Erfahrung vermieden und kann der Behandlungsprozess im Hinblick auf das Ergebnis optimiert werden?
- Ist eine Verbesserung der Lebensqualität zu erreichen und wie kann dies beurteilt werden? Kann der Patient zu seiner ursprünglichen Leistungsfähigkeit zurückkehren?

Aus den Ergebnissen der Studie wurde vor allem deutlich, das eine kontinuierliche Beobachtung, Analyse und Bewertung der Behandlungsverläufe bei allen Patienten - in einem je nach Transplantationsform unterschiedlichen Ausmaß - notwendig ist, um zu einer zufriedenstellenden Beantwortung der o.g. Fragen gelangen zu können. Vor dem Hintergrund der differenzierten Entwicklung auf dem Gebiet der Transplantationschirurgie kann dies nicht nur auf der Ebene eines einzelnen Zentrums geschehen sondern muß interdisziplinär (d.h. unter Berücksichtigung alternativer Behandlungsverfahren und multimodaler Therapiekonzepte) und überregional, soweit möglich international organisiert werden.

Der Aufbau eines komplexen, klinische ebenso wie soziodemographische Parameter erfassenden Dokumentationssystems, das alle Bereiche des zu untersuchenden Verfahrens berücksichtigt, ermöglichte aus der retro- und prospektiven Analyse der Daten ein System zu entwickeln, daß eine langfristige und über die Studie hinausgehende Beobachtung der Transplantationsprogramme erlaubt. Hierzu gehört auch eine quantitative Erfassung der Lebensqualität[2]. Ein entsprechender Verfahrensvorschlag ist eines der wichtigsten Ergebnisse dieser Studie.

Qualitätssicherung bei Nieren- und Lebertransplantationen

Mögliche Einflüsse auf den Behandlungsverlauf sowie Unterschiede in der Versorgungsqualität und die sie bedingenden Faktoren konnten angesichts der Vielzahl z.T. seltener Grunderkrankungen, der Variabilität des Krankheitsverlaufes und unterschiedlicher Begleiterkrankungen auf der Grundlage der zahlenmäßig begrenzten eigenen Beobachtungen nicht immer statistisch identifiziert werden. Valide und reliable Ergebnisse lassen sich hier nur nach langjährigen Beobachtungen an großen Patientenpopulationen, d.h. letztlich nur in einer multizentrisch organisierten Untersuchung gewinnen.

Gleichzeitig werden durch ein solches Vorgehen auch eine zeitnahe, systematische Beobachtung der Behandlungsverläufe an den beteiligten Zentren etabliert und dami wichtige Voraussetzungen für eine wissenschaftliche Begleitforschung hinsichtlich qualitätsrelevanter Parameter geschaffen (dynamisches Qualitätssiche-rungssystem). Auf der Grundlage der vorgestellten Ergebnisse wird ein in der Or-ganisation der sogenannten Perinatalstudie ähnliches System vorgeschlagen[i]:

Auf der Basis eines EDV-gestützten Erfassungssystems werden Identifikations-daten aller Zugänge (Anmeldungen) und Abgänge (Abmeldungen, Todesfälle, Transplantationen) der Wartelisten der beteiligten Zentren registriert. Erforderlich sind für jedes Transplantationszentrum folgende Angaben:

- Datum der Anmeldung und kliniksbezogener Identifikationscode;
- Geschlecht, Geburtsdatum, Blutgruppe, bei NTx-Patienten auch HLA-Status;
- Grund- und Begleiterkrankungen, ggf. Todesursache nach ICD-10-Klassifikation und einem transplantationsbezogenen Zusatzschlüssel (z.B. für die primär sklerosierende Cholangitis), bei Frauen auch Anzahl der Geburten;
- Bisherige Behandlung (Beginn und Art der Dialyse, Voroperationen)
- Transplantationsdatum und Art der Transplantation, wichtige Spenderdaten

Zuständig dafür ist das Transplantationsbüro des jeweiligen Zentrums, eine ent-sprechende Abstimmung mit der Deutschen Stiftung Organtransplantation als Trä-ger der Transplantationsbüros erfolgte bereits im Rahmen der Studie. Die Daten-übermittlung an das mit der Auswertung beauftragte Zentrum kann entweder über einen Datenträger oder mittels moderner Datenübermittlungstechniken in festzule-genden Abständen erfolgen.

Zusätzliche Informationen über den Behandlungsverlauf (Aufenthaltsdauer, In-tensivpflegetage, Laborparameter, Ergebnisse klinischer und apparativer Untersu-chungen, Komplikationen etc.) und das Behandlungsergebnis (Todesfälle, Trans-plantatversagen, Retransplantationen etc.) werden anhand des kliniksinternen Identifikationscodes durch Suchabfragen in bereits vorhandenen Datenbanken, während der stationären Behandlung und im darauffolgenden Zeitraum an festge-legten Erhebungszeitpunkten erfaßt. Letztlich fehlende Daten müssen, abhängig von der Struktur kliniksinterner Informationssysteme der jeweilige Zentren und der Einbindung der die Anschlußheilbehandlung durchführenden Rehabilitationsklini-ken, u.U. manuell nachgetragen werden. Der Anteil dieser Informationen kann aber so gering wie möglich gehalten werden.

Unter Berücksichtigung von Praktikabilität, formaler und inhaltlicher Eignung (Reliabilität, Validität und Sensitivität) wurden auf der Grundlage der Ergebnisse der Studie folgende Parameter für das Qualitätsmonitoring bei Nieren- und Leber-transplantationen ausgewählt:

---

[i] Das Programm wurde anläßlich der 7. Mitgliederversammlung der Arbeitsgemeinschaft zur Förderung der Qualitätssicherung in der Medizin bei der Bundesärztekammer am 26. Februar 1997 vorgestellt und wird derzeit mit den zuständigen Fachgesellschaften dis-kutiert

Parameterauswahl bei Nierentransplantationen

Procedere bei der Indikation und Management der Warteliste. Aktuelle Statuserhebung veränderlicher Variablen bei jeder Wiedervorstellung nach einem Checklistenprinzip:

- Begleiterkrankungen
- Körpergröße und -gewicht
- Relevante klinische Untersuchungsbefunde (z.B. Belastungs-EKG)
- Immunisierungsgrad, CMV-Ak-Titer, HBV- und HCV-Serologie
- Fremdeinschätzung der Lebensqualität (Spitzer/Karnofsky-Index)

Organqualität und Management der Organentnahme

- Blutgruppe, Ischämiezeit und Alter des Spenders
- Histokompatibilitätsantigene der Klassen 1 (A und B) und 2 (DR)
- Anomalien in der Transplantatanatomie (nein / Gefäßanomalien / Ureteranomalien / andere)

Behandlungsdauer und besondere Maßnahmen
Datum der stationären Aufnahme und Entlassung
- Gegebenenfalls Verlegungsdokumentation
- Angaben über Pflegebereich (Intensivstation/Regelversorgung)
- Angaben über besondere Behandlungsmaßnahmen (Beatmung, Dialyse)

Operatives Vorgehen

- OP-Dauer

Komplikationen. Abfrage nach Checklistenprinzip:

- Blutung, Urinleck oder Ureter-Obstruktion
- thromboembolische Komplikationen (A. bzw. V. renalis)
- gastrointestinale Blutungen und Perforationen
- kardiale Komplikationen, insbesondere Folgen der koronaren Herzkrankheit
- pulmonale Komplikationen (Pneumonie, Lungenembolie, ARDS)
- Abstoßungsreaktionen - Ergebnisse histologischer Untersuchungen
- Laborparameter im Behandlungsverlauf: Leukozyten, Blutzucker, S-Cholesterin, Cycloyporin-A-/Tacrolimus-Serumspiegel, S-GPT, S-Calcium und Parathormon; Urin-Status und –Sediment
- Wiederauftreten der Grundkrankheit (histologische Diagnose)

Ergebnisvariablen

- Überlebensstatus mit Todesursachenanalyse (ICD-10-Klassifizierung, ggf. Autopsieergebnis)

- Transplantatfunktion anhand klinisch chemischer Parameter (kontinuierlich im Behandlungsverlauf): S-Kreatinin, S-Harnstoff, Hämoglobin;
- Datum der Wiederaufnahme der Dialyse als Endpunkt (Transplantatversagen)
- Fremdeinschätzung der Lebensqualität (Spitzer/Karnofsky-Index)

Parameterauswahl bei Lebertransplantationen

Procedere bei der Indikation und Patientenmanagement auf der Warteliste. Aktuelle Statuserhebung veränderlicher Variablen bei jeder Wiedervorstellung in der Ambulanz nach einem Checklistenprinzip:

- Begleiterkrankungen, Körpergröße und -gewicht
- Relevante klinische Untersuchungsbefunde (z.B. Doppler-Ultraschall)
- HBV- und HCV-Serologie und andere Laborwerte
- Fremdeinschätzung der Lebensqualität (Spitzer/Karnofsky-Index)

Organqualität und Management der Organentnahme

- Blutgruppe und Alter des Spenders, Ischämiezeit
- Anomalien in der Transplantatanatomie (nein/Gefäßanomalien/andere)

Behandlungsdauer und besondere Maßnahmen

- Datum der stationären Aufnahme und Entlassung
- ggf. Verlegungsdokumentation
- Angaben über Pflegebereich (Intensivstation/Regelversorgung)
- Angaben über besondere Behandlungsmaßnahmen (Beatmung, Revisionsoperation oder Retransplantation, Dialyse)

Operatives Vorgehen

- Operationsdauer
- Einsatz eines extracorporalen veno-venösen Bypass (ja/nein)

Komplikationen. Abfrage nach Checklistenprinzip:

- Blutungen und thromboembolische Komplikationen (A.hepatica, V.porta)
- Infektionen, pulmonale und kardiale Komplikationen
- gastrointestinale Blutungen und Perforationen
- Abstoßungsreaktionen - Ergebnisse histologischer Untersuchungen
- Laborparameter im Behandlungsverlauf: Leukozyten, Blutzucker, Cyclosporin-A-/Tacrolimus-Serumspiegel, S-Kreatinin, S-GPT, S-γ-GT, S-Bilirubin, Quick-Wert, S-Albumin; HBV- und HCV-Serologie, Tumormarker AFP;
- Rezidiv der Grundkrankheit (Hepatitiden, Tumoren)

Ergebnisvariablen

- Überlebensstatus mit Todesursachenanalyse (ICD-10-Klassifizierung, ggf. Autopsieergebnis)
- Transplantatfunktion anhand klinisch chemischer Parameter (kontinuierlich im Behandlungsverlauf): S-Bilirubin, Quick-Wert, S-Albumin
- Fremdeinschätzung der Lebensqualität (Spitzer/Karnofsky-Index)

Lebensqualität nach Organtransplantation

Für die Messung der Lebensqualität standen zwar eine Reihe von Instrumenten zur Verfügung[3], diese wurden aber z.T. als unzureichend angesehen: Entweder waren sie nicht ausreichend psychometrisch geprüft, oder sie deckten nicht das Spektrum der durch chronische Nieren- und Leberkrankheiten bzw. durch die Transplantation beeinflußten Lebensqualitätsdimensionen ab. In den eigenen Untersuchungen wurden daher verschiedene Skalen nebeneinander eingesetzt, um mit einer vergleichenden Ergebnisanalyse zuverlässige Aussagen über die Entwicklung der Lebensqualität bei Patienten nach einer Organtransplantation machen zu können.

Die Möglichkeit des Längsschnittvergleichs an einer für den Bereich abdominaler Transplantationen in der Literatur noch nicht berichteten Stichprobe unter Beobachtung und Kontrolle möglicher Einflußfaktoren, und der Vergleich mit einer Gruppe alternativ behandelter Patienten, garantieren eine insgesamt hohe Interpretationssicherheit der zugrundeliegenden Daten.

Einschränkungen der Lebensqualität durch die Hämodialyse konnten mit den verwendeten Erhebungsinstrumenten dokumentiert und aufgezeigt werden. Da die Transplantation der Dialyse im Hinblick auf die Lebenserwartung nicht überlegen ist, spielen die Lebensumstände und der Lebensqualität des Patienten bei der Entscheidung zur Transplantation eine herausragende Rolle. Substantielle und statistisch signifikante Verbesserungen ließen sich bereits drei Monate nach einer erfolgreichen Transplantation erkennen und stabilisierten sich im weiteren Verlauf.

Auch bei Patienten nach einer Lebertransplantation zeigte sich im Vergleich zu den präoperativ erhobenen Werten schon 3 Monate nach der Transplantation bei 6 der 9 bewerteten Skalen zur Selbsteinschätzung der Lebensqualität signifikante Verbesserungen. Auffällig war hier außerdem der ausgeprägte Zusammenhang zwischen präoperativ erhobenen Werten der Fremdbewertungsskalen (Spitzer- und Karnofsky-Index) und den postoperativen Überlebensraten:

Ein halbes Jahr nach der Transplantation war die Mortalität bei Patienten mit ungünstigen Einschätzungen der Lebensqualität gegenüber den Patienten mit günstigeren Werten etwa 3 mal höher. Auch die präoperative Einschätzung der Lebensqualität gibt damit, neben biomedizinischen Kriterien, ein Bild des klinischen Zustands der Patienten auf der Warteliste und somit der Fallstruktur, die bei der Bewertung der Behandlungsergebnisse berücksichtigt werden muß — und das Entscheidungsdilemma bei der Indikation zur Lebertransplantation verdeutlicht.

Quantitative Nutzenbewertung

Die zentrale Frage bei der ökonomisch orientierten Betrachtung der Effizienz medizinischer Behandlungsverfahren ist, ob das Ergebnis für den Patienten einerseits, sowie die Risiken, der Ressourceneinsatz und die finanziellen Aufwendungen andererseits in einem vertretbaren Verhältnis zueinander stehen. Gerade im Bereich der Transplantationsmedizin, die mit extrem hohen Einzelfallbehandlungskosten diesbezüglich eine herausragende Stellung einnimmt, muß diese Frage vor dem Hintergrund der aktuellen Diskussion um eine notwendigerweise rationale Mittelverwendung in einem solidarisch finanzierten Gesundheitssystem betrachtet und analysiert werden.

Voraussetzung für eine ökonomische Abschätzung der Kosteneffektivität ist die systematische Erfassung direkter und indirekter Kostenkomponenten auf der einen Seite und eine quantitative Bewertung des erzielten Nutzens aus individueller aber auch aus volkswirtschaftlicher Sicht (Produktivitätsverluste) auf der anderen Seite[4]. Unabdingbar ist dabei die Berücksichtigung der Lebensqualität. Dies entspricht dem im Rahmen der Studie verfolgten Ansatz.

Die Vergütung der Leistungen für die stationäre Behandlung bei Leber- und Nierentransplantationen erfolgt derzeit im Rahmen sogenannter Fallpauschalen. Aus der Finanzierung der Regelversorgung ist bekannt, daß sie bei standardisierten und häufig durchgeführten chirurgischen Eingriffen zu Kosteneinsparungen bezogen auf den Behandlungsfall führen können (z.B. durch die Kürzung der stationären Verweildauer). Gleichzeitig besteht aber die Gefahr, daß es zu Kostenverschiebungen in andere Bereiche, z.B. in den ambulanten Sektor oder im stationären Bereich zu den nicht pauschal vergüteten Leistungen kommt.

Aus der Kostenanalyse im Rahmen der eigenen Untersuchungen ergeben sich Ansatzpunkte für eine Kontrolle und Steuerung der innerbetrieblichen Arbeitsabläufe. Die Ressourcenverbräuche von Abteilungen bzw. Stationen können ermittelt, analysiert und bei Auffälligkeiten überprüft werden. Allerdings ist hierzu eine EDV-gerechte Leistungsdokumentation notwendig. Die Strukturen eines auch betriebswirtschaftlich orientierten Krankenhausmanagements müssen - und das ist entscheidend - in Kooperation mit den für die Qualität der Versorgung und die entsprechenden therapeutischen Richtlinien verantwortlichen Ärzten weiterentwikkelt und ausgebaut werden.

Nur auf diese Weise kann Befürchtungen und durchaus begründeten Bedenken begegnet werden, daß pauschale Entgeltsysteme in einem Bereich wie dem der Transplantationsmedizin zu einer Risikoselektion im Hinblick auf einen günstigen Kostenerwartungswert führen. Im Verlauf der Studie konnte außerdem nachgewiesen werden, daß Entgeltsysteme auf der Basis von Fallpauschalen nur dann geeignet sind, die Kostendeckung für den Leistungserbringer einerseits und einen wirtschaftlichen Ressourceneinsatz andererseits zu sichern, wenn ausreichende Berechnungsgrundlagen vorhanden sind.

Die Kosten-Nutzen-Analyse hat gezeigt, daß die Aufwendungen bei der Nierentransplantation durch Einsparungen bei den Ausgaben für die Alternativbehandlung ausgeglichen werden können: Schon nach Ablauf des 2. postoperativen Jahres überwiegen im Durchschnitt die Kosten einer Dialysebehandlung die Operations- und Nachsorgeaufwendungen der Transplantation. Während bei der Nierentransplantation also bereits diese einfache Form der Wirtschaftlichkeitsuntersuchung ausreicht, um auch den ökonomischen Vorteil der Behandlung nachzuweisen, ist eine ausschließliche Kostenbetrachtung für den Bereich terminaler Leberkrankheiten aufgrund fehlender Behandlungsalternativen nicht sinnvoll.

Tabelle 41. Ergebnisse der vergleichenden Kostenanalyse (in DM)

	Nierentransplantation	Lebertransplantation
Direkte Kosten der Transplantation	59.980	200.750
Indirekte Kosten der Transplantation	5.150	5.350
Gesamtkosten der Transplantation	65.130	206.100
Direkte Kosten ohne Transplantation (1. Jahr)	55.163	24.785
Indirekte Kosten ohne Transplantation (1. Jahr)	4.100	10.650
Gesamtkosten ohne Transplantation	59.263	35.435
Langfristige direkte Kosten (kumulierte Kosten nach 10 Jahren 5 % Diskontierung)		
nach Transplantation	194.186	294.698
ohne Transplantation	447.248	24.785
Differenz	./. 253.062	269.913

Die Kosten-Wirksamkeits-Analyse hingegen zeigte im Hinblick auf krankheits- bzw. behandlungsbezogene Mortalität auch für die Lebertransplantation eindeutige Ergebnisse: Zwar liegen die mittleren Kosten pro gewonnenem Lebensjahr bei einer Lebertransplantation auch nach 20 Jahren noch über DM 64.000.--, doch wird damit ein Wert erreicht, der auch anderen etablierten Behandlungsverfahren vergleichbar ist. Ein Ausschluß der Lebertransplantation aus dem Leistungsspektrum der Versorgungsträger, wie er zum Teil in die Diskussion geworfen wurde, ist vor dem Hintergrund dieser Ergebnisse jedenfalls nicht begründbar.

Tabelle 42. Kosten pro gewonnenem Lebensjahr nach Lebertransplantation

	Kosten der Transplantation (DM)	Kosten ohne Transplantation (DM)	Kumulierte Differenz (DM)	Gewonnene Lebensjahre	Kosten / gewonnenem Lebensjahr
5. Jahr	254.779,14	24.785,00	229.994,14	1,76	130.665,98
10. Jahr	294.698,19	24.785,00	269.913,19	3,43	78.642,10
20. Jahr	320.410,74	24.785,00	295.625,74	4,59	64.432,55

Sowohl Leber- wie Nierentransplantationen führen bei den allermeisten Patienten zu einer signifikanten Verbesserung der Lebensqualität. Die Nierentransplantation bietet darüber hinaus auch monetäre Einsparpotentiale.

Die Berechnung qualitätskorrigierter Lebensjahre (QALYs) im Rahmen der Kosten-Nutzwert-Analyse zeigte allerdings, daß dieser deutlich nachweisbare Nutzen mit einem relativ hohen Kostenaufwand verbunden zu sein scheint. Da durch die Nierentransplantation die Mortalität der Grunderkrankung nicht gesenkt wird, basieren die Werte ausschließlich auf Lebensqualitätsverbesserungen. Hier ergibt sich ein Kosten-Nutzwert-Quotient von knapp DM 38.000.-- pro QALY, wobei dieser Wert ohne Berücksichtigung der Kostenersparnis durch den Wegfall der Dialysebehandlung bestimmt wurde. Im Bereich der Lebertransplantation ergab sich ein Wert von DM 77.000.-- pro QUALY.

Sicherlich können damit nur Anhaltszahlen für eine nicht allein anhand ökonomischer Kriterien zu führende Diskussion der Mittelallokation im Gesundheitswesen geliefert werden. Voraussetzung einer möglichen Weiterentwicklung dieses Konzeptes der Wirtschaftlichkeitsanalyse ist eine entsprechende Betrachtung auch anderer etablierter Behandlungsformen, die heute aufgrund ihrer medizinischen Bedeutung und Verbereitung kaum noch in Frage gestellt werden, obwohl Daten zu ihrer Effizienz kaum bekannt sind. Nur auf diese Weise kann ein Bewertungsraster geschaffen werden, in dem auch außergewöhnliche Therapieverfahren eingeordnet und beurteilt werden können. Insgesamt ist das Konzept der Berechnung qualitätskorrigierter Lebensjahre, das haben die eigenen Untersuchungen gezeigt, aufgrund methodischer Probleme (begründete Zweifel an der Validität eines summarischen Punktwertes der Lebensqualität, Abhängigkeit des Ergebnisses von Diskontierungssätzen) kritisch und mit großer Zurückhaltung zu betrachten.

Schlußfolgerungen

Die Untersuchungen zur medizinischen und ökonomischen Bewertung abdominaler Transplantationen stellen in Ihrer Struktur, ihrem Umfang und in Ihren Aussagen ein bislang einmaliges Modell der umfassenden Analyse medizinischer Behandlungsverfahren dar. Aus den Ergebnissen ließen sich speziell für die Transplantationschirurgie wichtige Erkenntnisse für die klinische Weiterentwicklung der Behandlungsverfahren insbesondere durch eine kontinuierliche Qualitätsbeobachtung gewinnen und notwendige Grundlagen für die aktuelle Diskussion um eine rationale Allokation begrenzter Ressourcen im Gesundheitswesen erarbeiten. Darüber hinaus erscheint dieses Modell für eine systematische und wissenschaftlich begründete Therapieevaluation auch auf anderen Gebieten der chirurgischen Versorgung geeignet.

Analysen zur Angemessenheit und Wirksamkeit präventiver, kurativer und rehabilitativer Versorgungsprogramme sind ein wichtiges Gebiet der bevölkerungsbezogenen Public-Health-Forschung[5]. Die Bewertung von Versorgungsentscheidungen auf verschiedenen Allokationsebenen[6] und deren Auswirkungen auf insgesamt begrenzte Ressourcen anhand von Wirtschaftlichkeitsanalysen ist ein Kernpunkt der aktuellen Debatte um Rationalisierung und Rationierung im Gesundheitswesen. Hierzu sollte ein Beitrag geleistet werden.

Durch die Anbindung der Studie an den Bereich der Versorgungsforschung im Rahmen des *Norddeutschen Forschungsverbundes Public Health* und den an der Medizinischen Hochschule bestehenden engen Kontakt zur Ausbildung auch im Rahmen des Ergänzungsstudiengangs *Bevölkerungsmedizin und Gesundheitswesen*, sowie in der Diskussion der wissenschaftlichen Ergebnisse auf verschiedenen Ebenen konnten Sensibilisierung und Motivation der Ärzte und auch der Studierenden für die Notwendigkeit einer interdisziplinären, auch über die Grenzen der medizinischen Wissenschaften hinausgehenden Kooperation in essentiellen Fragen der Weiterentwicklung des Gesundheitswesens erreicht werden.

Deutlich wurde, daß die Organtransplantation, trotz der mit ihr verbundenen Fragen und Probleme, die den medizinischen Rahmen sprengen und ökonomische ebenso wie gesundheitspolitische, ethische und juristische Aspekte berühren, zu einem wichtigen Therapieverfahren für die Gesundheitsversorgung in den industrialisierten Ländern geworden ist. Sie war damit auch ein für die Entwicklung eines mehrdimensionalen Evaluationsverfahrens hervorragend geeignetes Beispiel.

Literatur

1   Guyatt G, Drummond M et al., Labelle R (1986) Guidelines for the clinical and economic evaluation of health-care technologies. Soc Sci Med 22: 393-408

2   Raspe HH (1990) Zur Theorie und Messung der "Lebensqualität" in der Medizin. In: Schölmerich P, Thews G (Hrsg) Lebensqualität als Bewertungskriterium in der Medizin. Akademie der Wissenschaften und der Literatur Mainz. Fischer, Stuttgart, New York

3   Walker SR, Rosser RM (1993): Quality of Life: Assessment and Application. Lancaster: 65-94

4   Teeling-Smith (1983) Measuring the social benefits of medicine. Office of Health Economics; London

5   Schwartz FW, Badura B, Trojan A et al. (1992) Public Health - Texte zu Stand und Perspektiven der Forschung. Springer, Berlin, Heidelberg, New York

6   Engelhardt HAT (1988) Zielkonflikte in nationalen Gesundheitssystemen. In: Sass HM (Hrsg) Ethik und öffentliches Gesundheitswesen. Springer, Berlin, Heidelberg, New York: 35 f

Zusammenfassung

Die Studie zur Analyse und Bewertung abdominaler Transplantationen diente der Entwicklung eines auch auf andere Bereiche der medizinischen Versorgung übertragbaren Evaluationsmodells. Ausgehend von den Erfahrungen am Transplantationszentrum der Medizinischen Hochschule Hannover war sie von Beginn an darauf ausgelegt, in interdisziplinärer Zusammenarbeit von Transplantationschirurgen, Internisten der beteiligten Fachgebiete, Sozialmedizinern und Epidemiologen sowie Gesundheitsökonomen zu einer umfassenden Beurteilung des klinischen Stellenwertes sowie der volkswirtschaftlichen Bedingungen und Auswirkungen der Leber- und Nierentransplantation in der Bundesrepublik Deutschland zu gelangen. In diesem Zusammenhang mußten drei Fragestellungen bearbeitet werden:

- Welche Indikationen und welchen Bedarf für Nieren- und Lebertransplantationen gibt es?
- Wie kann der Behandlungsverlauf beobachtet und dokumentiert werden, um schließlich die Behandlungsergebnisse bewerten zu können?
- Läßt sich ein Nutzen dieser Behandlung auch quantitativ beschreiben und welche Schlußfolgerungen ergeben sich daraus?

Bedarfsanalysen wurden anhand epidemiologischer Daten und medizinisch begründeter Indikationsregeln durchgeführt. Für den Bereich der Nierentransplantation konnte auf vorhandene Register zurückgegriffen werden: Bei einer Prävalenz von derzeit ca. 40.000 Patienten mit dialysepflichtiger Niereninsuffizienz in der Bundesrepublik Deutschland, und einer Inzidenz von ca. 12.000 Neuerkrankungen (1996) ließ sich ein Bedarf von etwa 6.000 Transplantationen pro Jahr errechnen – dies unter der Annahme, daß bei Berücksichtigung absoluter und relativer Kontraindikationen etwa 50% dieser Patienten für eine Transplantation geeignet sind.

Für terminale Lebererkrankungen existieren keine entsprechenden Datenbanken. Ferner mußten prinzipielle Unterschiede bei der Indikationsstellung berücksichtigt und zunächst eigene Erhebungen durchgeführt werden. Die Ergebnisse einer ausführlichen Literaturanalyse zur epidemiologischen Entwicklung akuter und chronischer Leberkrankheiten wurden amtlichen Morbiditäts- und Mortalitätsstatistiken und den Aussagen von Experteninterviews gegenübergestellt und die aktuell geltenden Indikationskriterien differenziert und im Detail analysiert.

Probleme für die Bedarfsschätzung ergaben sich aus der zum Teil nicht eindeutig festzulegenden Wertigkeit von absoluten und relativen Kontraindikationen (z.B. HBV-Infektion, primäre Leberzellkarzinome) und der Verschiebung der Indikation hin zu elektiven Zeitpunkten (z.B. bei biliären Zirrhosen). Gleiches galt für die normative Einschätzung individueller, persönlicher Eigenschaften eines Patienten im Hinblick auf seine Fähigkeit zur Mitarbeit am Behandlungsprozeß (insbesondere bei der alkoholtoxischen Leberzirrhose). Damit sind Selektionsprozesse auf verschiedenen Ebenen der medizinischen Versorgung verbunden. Aus der Analyse der Daten wurden daher Bedarfsszenarios entwickelt, die in einer mittleren Zahl von 3.500 Lebertransplantationen/Jahr mündeten[i].

Im Studienteil zur *Analyse und Bewertung der Behandlungseffekte* wurden in Form einer Beobachtungs-Kohorten-Studie medizinische Leistungen, klinische Parameter und Untersuchungsergebnisse in einer prospektiven Längsschnittuntersuchung bei 138 Patienten nach Nieren- und 118 Patienten nach Lebertransplantation erfaßt. Auf der Grundlage dieser Daten wurden die Fallstruktur, Parameter der Prozeßqualität und Indikatoren der Ergebnisqualität analysiert. Unterschiede zwischen den Patientengruppen konnten herausgearbeitet werden. Biomedizinische Indikatoren der Ergebnisqualität waren Transplantatfunktions- und Überlebensraten an verschiedenen Zeitpunkten. Wesentliche Ergebnisse waren:

- Identifikation der für die klinische Qualitätssicherung grundlegenden prozeß- und ergebnisorientierten Parameter;
- Entwicklung eines EDV-Programms inklusive entsprechender Eingabemasken zur Erfassung aller im Rahmen der Studie relevanten Daten;
- Empirische Prüfung der Relevanz aller Leistungsmerkmale und Entwicklung einer standardisierten Dokumentation sowie eines Qualitätssicherungsverfahrens für abdominale Organtransplantationen.

Insbesondere aus der Einzelfallanalyse der nach einer Transplantation beobachteten Todesfälle ließ sich dort, wo ein direkter oder mittelbarer Zusammenhang mit der Transplantation erkennbar war, Handlungsbedarf im Hinblick auf eine Verbesserung der Patientenversorgung sowohl in der stationären wie auch in der ambulanten Betreuung ableiten.

Ferner gelang es, für den Bereich der Nierentransplantation, anhand der Analyse der postoperativen Serum-Kreatinin-Verläufe, einen Index zu entwickeln, der bereits im ersten 10-Tages-Intervall signifikante Unterschied zwischen den Patienten mit einem Transplantatversagen innerhalb der ersten drei Monate und den Patienten mit einem mindestens ein Jahr funktionierenden Transplantat zeigt. Damit wurde eine zeitnahe und direkte ergebnisbezogene Bewertung der Behandlungsverläufe im Rahmen einer kontinuierlichen Qualitätsbeobachtung möglich.

Komplizierter stellte sich die Situation bei Patienten mit chronischen Leberkrankheiten dar. Grunderkrankung, ihre Folgen und die Restfunktion des Organs sind hier sowohl Merkmale der Fallstruktur, als auch Indikationskriterien und Risikofaktoren gleichzeitig. Im Hinblick auf das Alter der Patienten war ein deutlich besseres Ergebnis in der Gruppe der 30 bis unter 45-jährigen Patienten (in der Re-

---

[i]   Dies entspräche einer Zahl von 4 Transplantationen pro 100.000 Einwohner. Derzeit liegt die Rate bei 0,7 Transplantationen pro 100.000 Einwohner

gel gutartige Erkrankungen, eher kompensiertes Zirrhosestadium oder akutes Leberversagen) zu beobachten, während die Überlebensrate in der Gruppe der 60 und mehr Jahre alten Patienten (häufig nicht gutartige Neubildungen, i.d.R. als Folge einer chronischen Leberkrankheit, weit fortgeschrittene Krankheitsstadien) deutlich reduziert war. Ein adaptierter Index der präoperativen Organfunktion zeigte ebenfalls deutliche Zusammenhänge mit dem Behandlungsergebnis.

Die Berücksichtigung der *Lebensqualität als Bewertungsfaktor* reflektierte den Versuch, die Einstellungen des Patienten zu seiner Erkrankung und der ihm angebotenen Behandlung in die medizinische Evaluationsforschung einzubeziehen. Unter der Maßgabe einer ausreichend belegten Validität, Sensitivität, Reliabilität und Konsistenz wurden Fragebögen ausgewählt, die sich ergänzend relevante und durch die Behandlung beeinflußbare Dimensionen der Lebensqualität abbildeten. Zur Ergänzung wurden teilstrukturierte Interviews mit einer Gruppe von 26 Patienten vor- und nach Lebertransplantation durchgeführt.

Auf der Grundlage einer Querschittsuntersuchung zur Lebensqualität aller Patienten auf den Wartelisten konnte durch den Vergleich mit postoperativ erhobenen Werten gezeigt werden, daß substantielle Verbesserungen des Lebensqualitätsniveaus bereits 3 Monate nach einer erfolgreichen Transplantation nachweisbar sind. Sowohl nach einer Nieren-, als auch nach einer Lebertransplantation ergaben sich im Vergleich zu den präoperativen Werten bei 6 der 9 bewerteten Skalen zur Selbsteinschätzung der Lebensqualität signifikante Verbesserungen.

Bei chronischen Leberkrankheiten zeigten die postoperativen Überlebensraten eine deutliche und signifikante Abhängigkeit von den präoperativ erhobenen Werten der Fremdbewertungssskalen: Ein halbes Jahr nach der Lebertransplantation ist die Mortalität in der Gruppe der Patienten mit ungünstigeren präoperativen Fremdeinschätzungen der Lebensqualität gegenüber Patienten mit günstigeren Werten etwa dreimal höher. Auch hier wird der prinzipielle Unterschied zur Nierentransplantation und das ärztliche Entscheidungsdilemma bei der Indikation in Fällen fortgeschrittener Grunderkrankung deutlich.

Die *ökonomische Analyse der Behandlungsverfahren* schloß sich der medizinischen Bewertung an: Nach einer Beschreibung der direkten und indirekten Kosten einer Transplantation wurden eine Kosten-Nutzen-Analyse (Nierentransplantation vs. Dialyse), eine Kosten-Wirksamkeits-Analyse (gewonnene Lebensjahre) und eine Kosten-Nutzwert-Analyse unter Berücksichtigung der verbesserten der Lebensqualität durchgeführt. Eine solche Kosten-Nutzen-Betrachtung von Organtransplantationen lag für den deutschsprachigen Raum bislang nicht vor.

Grundlage für die patientenindividuelle Kostenerfassung im Rahmen der Studie war eine direkte Eingabe des Personal- und Sachmittelaufwandes für jeden einzelnen Patienten in ein speziell entwickeltes EDV-Erfassungssystem. Insgesamt wurden die Daten von 60 Patienten nach Leber- und 77 Patienten nach Nierentransplantationen über den gesamten stationären Behandlungsverlauf einbezogen.

Die Kosten-Nutzen-Analyse konnte zeigen, daß die Aufwendungen bei der Nierentransplantation durch Einsparungen bei den Ausgaben für die Dialysebehandlung schon nach Ablauf des 2. postoperativen Jahres ausgeglichen werden können.

Die Kosten-Wirksamkeits-Analyse hingegen ließ im Hinblick auf krankheits- bzw. behandlungsbezogene Mortalität auch für die Lebertransplantation eindeutige Ergebnisse erkennen: Die mittleren Kosten pro gewonnenem Lebensjahr liegen nach 20 Jahren bei DM 64.000.--, und damit im Bereich etablierter Behandlungsverfahren. Das Konzept der Berechnung qualitätskorrigierter Lebensjahre ist insgesamt mit methodischen Problemen behaftet und ist trotz akzeptabler Ergebnisse vom Grundansatz her mit großer Zurückhaltung zu betrachten.

Vor diesem Hintergrund läßt sich festhalten: In der aktuellen Diskussion um eine rationale Verwendung begrenzter Ressourcen im Gesundheitswesen erscheint es besonders wichtig, daß gerade dem klinisch tätigen Arzt Instrumente zur Verfügung stehen, die eine Bewertung der Wirksamkeit einer Maßnahme und ihres Nutzens erlauben. Am Beispiel der Evaluation der Nieren- und Lebertransplantation wurde ein in seiner Struktur, seinem Umfang und in seinen Aussagen bislang einmaliges Modellverfahren entwickelt, das auch auf andere Bereiche der medizinischen Versorgung übertragbar ist. Für die Transplantationschirurgie ließen sich aus den Ergebnissen wichtige Erkenntnisse für die klinische Weiterentwicklung der Behandlungsverfahren durch eine kontinuierliche Qualitätsbeobachtung gewinnen und Grundlagen für die in diesem Bereich besonders bedeutsame Allokationsdebatte erarbeiten.

Danksagung

Die vorliegenden Untersuchungen wurden gefördert vom Bundesministerium für Bildung und Forschung (BMBF) im Rahmen des Forschungsschwerpunktes "Ökonomische Bewertung im Gesundheitswesen" des Norddeutschen Forschungsverbundes "Public Health" und vom Bundesministerium für Gesundheit (BMG) im Rahmen des Vorhabens "Leistungs- und Qualitätsparameter in der Nieren-, Leber- und Pankreastransplantation". Den Institutionen, wie auch den Gutachtern und Referenten sei an dieser Stelle besonders gedankt.
Eine weitere wesentliche Voraussetzung für die Arbeiten war die Gründung der interdisziplinären Arbeitsgruppe „Medizinische und sozio-ökonomische Bewertung abdominaler Transplantationen", die von mehreren Professoren der Medizin, Sozialmedizin und der Wirtschaftswissenschaften initiiert wurde:

- Prof. Dr. Klaus-Dirk Henke, vormals Institut für öffentliche Finanzen der Universität Hannover, jetzt Technische Universität Berlin,
- Prof. Dr. Dr. Hans Heiner Raspe, Institut für Sozialmedizin der Medizinischen Universität zu Lübeck,
- Prof. Dr. J.-Matthias Graf von der Schulenburg, Forschungsstelle für Gesundheitsökonomie und Gesundheitssystemforschung, Universität Hannover und
- Prof. Dr. Friedrich-Wilhelm Schwartz, Institut für Sozialmedizin, Epidemiologie und Gesundheitssystemforschung, Hannover

Untersuchungen zu Fragen der Indikations- und Bedarfsanalyse sowie der Lebensqualität als Bewertungsfaktor (Raspe), die Erarbeitung von Grundlagen der Kostenrechnung im Krankenhaus und Analysen zur quantitativen Nutzenbewertung (Graf v.d. Schulenburg) sowie die Entwicklung eines Systems zur Beobachtung und Überprüfung der Versorgungsqualität und psychometrische Prüfungen von Meßinstrumenten zur Lebensqualität (Schwartz), wären ohne diese - inhaltlich und menschlich stimulierende - Kooperation nicht möglich gewesen. Gleiches gilt selbstverständlich auch im Hinblick auf die Würdigung der Leistungen der wissenschaftlichen Mitarbeiterinnen und Mitarbeiter in den jeweiligen Instituten:

- Dipl.-Päd. Eva Hampel, Institut für Sozialmedizin, Med. Universität Lübeck,
- Dipl.-Ök. Wolfgang Greiner und Dr. med. Konrad Obermann, Forschungsstelle für Gesundheitsökonomie und Gesundheitssystemforschung, Hannover,
- Dipl. Soz.-Wiss. Hans Dörning und Dr. med. Thomas Grobe, Institut für Sozialmedizin, Epidemiologie und Gesundheitssystemforschung, Hannover.

- Thomas Arlt aus der Klinik für Abdominal- und Transplantationschirurgie hat sich spezielle Verdienste bei der Entwicklung des Klinik-Dokumentationssystems (ISIS.doc) erworben.

Bettina Drath hat wichtige Arbeiten bei der Etablierung des Projektes übernommen und gemeinsam mit Jörg v. Münchhausen, Thomas Breitenbach, Hendrik Seeliger und Thomas Huber sehr sorgfältig die Dokumentation der Behandlungsverläufe bei den Patienten vor und nach Nieren- und Lebertransplantation betreut.

Schwester Angelika Pohl hat zusammen mit den Pflegekräften der Transplantationsstation der Klinik für Abdominal- und Transplantationschirurgie Grundlagen für die Qualitätssicherung auch im Bereich der Krankenpflege erarbeitet.

Heidi Fröhlich hat viel Verantwortung getragen bei der nicht immer einfachen Koordination in den verschiedenen Projektphasen. Für ihre Genauigkeit und Geduld ist herzlich Dank zu sagen.

Für vielfältige Anregungen, stetige Ermutigung und hilfreiche Begleitung danken wir Prof. Dr. Dr. Paulus Schölmerich, Mainz, Prof. Dr. Dr. Hans-Wilhelm Schreiber, Hamburg, Walter Blüchert, Chur, Prof. Dr. Christoph Fuchs, Köln, Dr. Frank-Walter Steinmeier und Jutta Kremer-Heye aus Hannover.

Liebevoller Dank gilt unseren Eltern.

Es wird beizeiten beiläufig erwähnt, daß die persönliche Partnerschaft auch bei der Entstehung wissenschaftlicher Elaborate einen hervorgehobenen Stellenwert einnimmt. Wir selbst möchten an diesem Punkt die zentrale Stellung des privaten Umfeldes hervorheben. Unsere gedanklichen Visiten an vielen entscheidenden Punkten des zurückliegenden Projektes spiegeln farbenfroh wider, in welchem Grad die Nähe zu unseren Frauen, Dr. Anne Schattenfroh und Dr. Eva Schmid sowie speziell zu unseren Kindern, natürlich im besonderen Jordis Tanne und Simon, unverzichtbar war und ist.